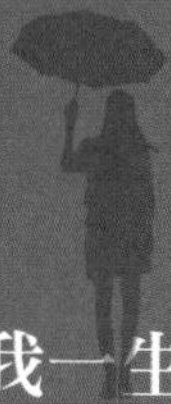

你是我一生的願望

Everything Happens *for* a Reason

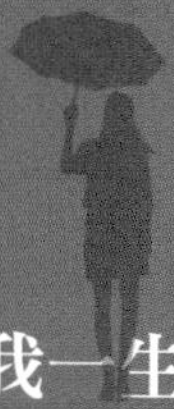

你是我一生的願望

Everything Happens *for* a Reason

你是我一生的願望

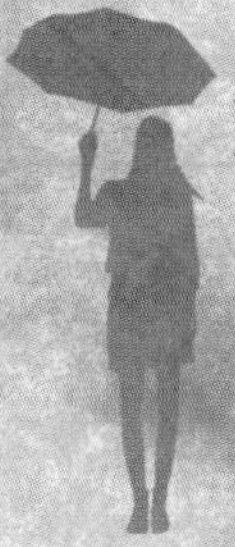

EVERYTHING HAPPENS FOR A REASON

And Other Lies I've Loved

Kate Bowler 凱特・鮑樂 著

丁凡 譯

我必須活在尋常時光裡

林靜如

最近幾年，我有幾個大學舊友相繼離世，正當壯年，有男有女，其中也有幼子甫出世的。那種發生在自己身旁的意外，與社會新聞上所見的，切身感覺完全不同。

人們總是說簡單生活才會快樂，但有些人是因為窮困，生活不得不簡單。有些富裕的人則是因為長久的節儉習慣，所以不得不簡單。

然而光是簡單生活的人，真的就比較幸福快樂嗎？如果選擇簡單生活的人遭遇了人生的重大困境與挫折，他會後悔過去的簡單生活嗎？他會選擇繼續簡單生活嗎？如果你的生命殘餘時日不多，你想簡單過完，還是繼續揮霍呢？

前一陣子，家中有個長輩生了病，受到病痛的折磨，看著他在受苦，我也會心生沮喪焦慮的念頭，為什麼人生有這麼多的苦痛要受，若是這樣，人生的意義是什麼？我們必須承認，在低潮中，我們會常常忘了，曾經擁有的甜蜜與快樂是怎麼模樣，彷彿它們被套上了黑罩子，讓你不再能感受到。

我還記得前一陣子自己陷入產後憂鬱的症狀時，心裏也總是出現無限的問號，為什麼是我？我做錯了什麼嗎？我會回到過去像一切都沒有發生過嗎？

我同意書裡所說的「至少你還擁有什麼？」解方，並無法填滿內心被狠狠挖去的那個洞。我也理解作者所說的那種「我和我的丈夫從十五歲開始相愛，以為我們永遠不會死去。」的失落感。

特別是當你受到的挫折，是跟生命與健康相關，再多的財富都買不回來，那種無力回天的為什麼，會在一切結束之前啃嚙著你的心。

走過這一切的作者，在癌末治療時描述到：「我的腦子裡想著未來的可能性，一向如此，如果要我描述我的人生罪惡，我不會只說，我沒有停下來聞一聞我的玫瑰花，我會說我太驕傲，我對生命無動於衷，我疏於珍愛當下的事物，而是一心愛著未來的可能性。」最重要的一句話是：「我必須活在尋常時光裡。」

看到這句話，我想到最近我和幾位朋友同時聊到他們生活中的挫折與壓力，譬如失戀、失婚、工作不順利、密友過世等等，此刻他們的心中都充滿了焦慮與恐慌，歸納出這些不安與恐慌，幾乎都是來自於對未來的不確定性，或許以後再也找不到一個愛我的人了，或許我會永遠孤單一輩子、或許我會一無所成，我們放了太多的專注在未來，卻忽略了如同作者所說的「尋常時光」。

追求好的尋常時光，揚棄不好的尋常時光，你創造的是過去的美好未來，你累計的也是未來的美好未來。

或許你現在的處境比罹癌的作者還艱難，或許不至於，但你已經覺得讓你痛苦的無法自己。那就讓作者藉由自己的生命歷程，帶領你尋求以下這些答案：這一切是否有意義？能夠改變嗎？若不能改變，我能做些什麼呢？

自我介紹

律師娘林靜如，自述：「從全職媽媽意外成為作家，從作家意外成為廣播主持人，從主持人意外成為娘子軍的女頭目，我的人生是一連串意外，推著我走的，是不認輸的主婦氣概。」

擅長以溫暖卻又洞悉人性的文字，將法律結合人心，說出動人的故事，擁有臉書28萬追蹤者，並成立娘子軍行銷有限公司，率領女性建立自己的品牌，為自己創造屬於自我的生涯與幸福，著有《說好的幸福呢？律師娘的愛情辯護》、《轉身的幸福》、《離婚事務所》、《為幸福，再勇敢一次》、《世界這樣殘酷，我們仍然溫柔以對》五本作品。

目錄

推薦文　我必須活在尋常時光裡……林靜如　04
前言　11
第一章：診斷　21
第二章：實物示範　35
第三章：魔法　51
第四章：季節　61
第五章：臣服　79
第六章：耶誕歡呼　119
第七章：確定　139

第八章：重建　163
第九章：尋常時光　181
附錄一：絕對不要對面臨難關的人說的話　211
附錄二：試試這個，看看有沒有用　214
感謝　217

前言

基督教精神之一就是許諾信徒：人生悲劇將得到療癒救贖。這種思維有許多名稱，最常被稱為「成功神學」（prosperity gospel，譯註：亦可稱為應許福音）。其核心思想就是上帝會滿足你的內心欲望：銀行裡有存款、身體健康、家庭昌盛、無止盡的快樂。

我從小在加拿大的曼尼托巴鎮（Manitoba）長大，四周都是門諾派

（Mennonites）社區。我在再洗禮派（Anabaptist）的聖經夏令營裡學到了，來自加利利（Galilee）的窮木匠耶穌教導大家，簡單的生活才是最好的生活。很久以前，大部份門諾教徒已經不戴頭巾、不駕馬車了，但他們還是很擔心現代社會中的貪婪風氣。大家都有相似的經驗：家裡買了一輛新車，結果祖父嫌保險桿太過閃亮，把它漆成黑色，毀了這輛嶄新的汽車。大家都知道，除了聖經之外，最聖潔的字眼就是「我是趁減價時買的。」十八歲的時候，我開始聽到各種保證邁向成功的故事。二十五歲時，我開始到全國各地訪問成功的名人。最後，我寫了成功神學的完整歷史，從始到終。

我花了很多年的時間和電視宣教者談話，他們宣稱大家可以經由信仰得到神聖的金錢。我和坐著輪椅、在聖壇上祈禱、期望治癒的人握手。我試著了解，好幾百萬美國人如何開始向上帝要求更多。他們希望得到應許，體驗奢華生活，以獎勵他們的良好行為。八〇年代在電視宣教界稱王稱后的的吉姆（Jim）和譚美・菲・貝克（Tammy Faye Bakker）在這個領域最為出名。當吉姆因為經濟犯罪被判刑後，他們的媒體王國倒了。這個醜聞讓大家一想到成功神學，就想到黃金做的水龍頭、厚重的貂皮大衣、夫妻各一輛相同的賓士（Mercedes-Benze）豪華轎車。

我確實發現，成功神學鼓勵大家（尤其是領導者）購買私人飛機和幾百萬美元的房子，作為上帝愛他們的證據；但我也看到想要逃避的欲望。信眾想要逃避貧窮和病痛，他們的生活像是不斷漏水的桶子，無法滿足。有些人確實想買賓利（Bentley）豪車，但是更多人想要逃離過往的創傷以及當下的痛苦。診斷令人絕望的人希望獲得拯救；希望上帝拯救他們迷途的青少年孩子或是破碎的婚姻。他們需要護身符，驅除夜晚遇到的鬼怪。他們只是想獲得一些力量，打敗撕碎他們人生的惡魔。

成功神學是一種自然神義論（theodicy），用來解釋「邪惡」，並回答摧毀我們人生的問題：為什麼有的人可以痊癒，有的人不能？為什麼跳起來以後，有的人可以完美落地，有的人就一路翻滾下去？為什麼有些嬰兒在搖籃裡死亡，有些討厭的人卻能夠長壽，甚至看到曾孫誕生？成功神學看著這個世界，作出承諾。成功神學保證，信仰永遠可以找到解決的方法。

我很希望我可以說，我在成功神學中，找到了新的內容或可怕的內容，讓我逃之唯恐不及。但是我發現的，卻既熟悉又甜美：我可以主導我的人生，減少損失，獲得成功。無論我對成功神學的許諾翻多少次白眼，我還是照樣渴望它。我有我自己的成功神學，和其他花草一起成長。

我二十多歲結婚，三十多歲生了孩子，我研究所一畢業就有了工作。我對擁有的各種可能感到興奮。事實上，我已經不太記得當時的感覺了，但是我知道並不只是驕傲而已，而是確信上帝為我的人生做了一個很好的計劃，每一次的打擊都只是激勵我再次前進的一小步而已。我要當一個好人，對上帝忠誠。我要上帝偶爾給我一些榮耀獎勵。什麼都好。困難只是漫長一生的一個小叉路。我相信上帝會指點我。

我現在不相信了。

有一刻，我只是一個普通人，有著一般的問題。下一刻，我得了癌症。我的腦子還無法完全理解，就這樣發生了——不斷膨脹，佔據了我的想像力可以達到的每一處。一個新的、不想要的現實。得癌症以前是一回事，現在則是另一回事了。時間慢了下來。我還在呼吸嗎？我在想。我想要繼續呼吸嗎？

每一天，我做同樣的祈禱：上帝，救我。救我。救我。喔，上帝，記得我的小男孩。在祢將我化為灰燼之前，請記得我的兒子、我的丈夫。在他們單獨存活之前。

我對著未知的上帝祈禱，祂或許願意，或許不願意，讓我多活幾年。這是我愛的上帝，也是讓我心碎的上帝。

任何有過類似經驗的人都知道，你的心裡會有三個問題，很簡單的問題，既淺薄又深刻。

為什麼？

上帝，你在嗎？

這樣的受苦有何意義？

一開始，這些問題很沉重，也很急迫。我可以聽得到祂。我幾乎可以聽得到答案。我一直聽到「**一切的發生自有其意義**」或「上帝在寫一個更好的故事」。很顯然的，上帝忙著到處關門、打開窗戶。他就是喜歡這樣。

以前充滿確定的世界結束了。很多人似乎知道為什麼。大部份的解釋是，這是一個祕密計劃，目的是讓我變得更好。「上帝有更好的計劃！」、「這是一個試煉，會讓妳更強壯！」有時，這些解釋裡參雜著聖經句子：「我們都知道，對於愛上帝的人，一切都會好好的。」（羅馬 8:28）但是《羅馬》（*Romans*）書的作者保祿雖然一直崇拜上帝，他的屍體最後卻被丟在無名塚裡。我知道他們在說些什麼。如果災難真的是神聖的祕密計劃，用來修正我的不忠誠導致的心靈迷途，那該有多好。

其他人則要我了解，我擁有足夠的祝福了。「至少妳有妳兒子。」、「至少妳婚姻幸福。」我被完全拆解開來，我這半生累積的所有價值都被檢視了一遍。

我很有把握，我死後，會有某個美麗的笨蛋告訴我丈夫：「上帝需要一位天使。」好像上帝就是這麼有虐待狂似的。

有時候我會想，我死了之後，大家會對我的丈夫說些什麼。他有著淺褐色的頭髮和眼珠，我們從十五歲開始相愛，以為我們永遠不會死去。

十年前，當我開始研究成功神學時，我不認為自己夠了解「渴望」是什麼。我才跟我愛的男人一起買了一棟小房子，裡面放滿書籍、IKEA家具和一隻身體柔軟、四肢僵硬的玩具狗。我完全沉溺在永恆的青春裡面。我的人生由我主導，至少，我可以用意志力改變我的生活。成功神學將這種無限的信心稱為「勝利」（我的成功可能來自於我的努力和一點運氣）。沒有什麼不幸是不能修補的。對許多人而言，成功神學的寬度和深度在於它主張人生的痛苦完全可以清算，而我們深刻地渴望重建自己的幸福。身體不再健康、關係破碎、人生可能再也不會完整的美國人，可以寄望於這個帶來希望的福音。這是一個遊戲——獲得成功的規則適用於每一個人——或許他們可以獲勝。

但願這個故事不同。但是這本書在講的是之前、之後，以及人們如何在痛苦之中，得到答案：為什麼？為什麼發生在我身上？我之前應該做些什麼不同的事情？一切發生真的都有其意義嗎？如果正在發生的事情是我無法改變的，那麼，我能夠學習放下嗎？

第一章

診斷

我轉診到杜克大學醫院（Duke University Hospital）的腸胃外科時，我的體重幾乎已經掉了三十磅（譯註：十三、六公斤）。每隔幾小時，我就因為肚子像被刀刺了一樣地疼痛而彎下腰來。過去三個月，經常如此。我已經發展出一套儀式了：用右手扶住最接近的牆面，左手壓著胃部，閉上眼睛，完全不發出任何聲音。痛苦消失時，我會探手進包包，拿出一大罐抗酸胃藥，喝一口，站直身體，不發一語地繼續做我的事情。我相信自己看起來很奇怪，但這是我長期以來所能做的最佳偽裝了。現在我感到疲憊，不想再偽裝了。我先生托班（Toban）和我在看診室等著。醫生走進小小的診間，我謹慎地看著他。他重重地坐下，好像很氣惱地嘆氣。

然後他說：「嗯，我看了妳上次的檢驗結果，還無法做出確切的結論。」

我抗議了：「我不明白，我以為上次檢驗說，可能是我的膽。」

他用僵硬的聲音說：「不完全清楚。」

「所以你還不能幫我動手術。」

「沒有任何證據顯示我們的目標是正確的。我可以切除妳的膽囊，但妳可能還是會像今天這麼痛；而且還要加上手術帶來的痛苦和不便。」

我嘆氣了：「我不知道如何讓你，或任何人，注意到問題所在。我看了各種專家，我已經瘋狂地痛了三個月了，我沒辦法繼續這樣下去。」

他又從頭說起：「妳要明白，這個診斷本來就不太確定，我們是處於很不可靠的狀況中。」他冷淡地把問題丟還給我：「我再說一次，我可以切除膽囊，但是我不知道妳希望我說什麼。」

「我要你說，你會考慮膽囊手術，你不會只是把我送出門去！沒有人幫我解決問題，我真的再也受不了了！」我可以聽到自己的絕望。

他說：「我很抱歉妳感覺如此。」我們坐在那裡，瞪著彼此。

我大聲地說：「我不會離開。在你讓我接受其他檢驗前，我不會離開。」

「好吧！」他一面說，一面翻白眼。

「好。」

他寫了斷層掃描的處方籤，我感到很氣惱地鬆了一口氣。他們會找到一個簡單的問題，然後就沒事了。我只要安排一下，接受那手術，沒什麼大不了的。

我在辦公室，一面翻閱我最近的研究，一面踩著桌下的跑步機。電話響了。

「哈囉，我是凱特。」

是醫院的珍。她準備了一番說辭，我的腦子進進出出。我可以聽到她在說話，但是我無法理解。我聽到了，不是我的膽囊。現在是在各處了。

我說：「什麼在各處？」

「癌症。」

我聽到電話傳來雜音。

「鮑樂太太？」我心不在焉的把聽筒放回耳邊。

「嗯？」

「我們需要妳立刻回醫院。」

「當然，當然。」

我需要打電話給托班。

「女士?」

「噢,我知道。我會馬上去。」

「會有人在大廳迎接妳。」

「女士?」

「當然,當然,」我用微弱的聲音說:「我有個兒子。可是,我有一個兒子。」

長長的沉默——

她說:「是的,我很抱歉。」她停了一下。我可以想像她,站在辦公室電話旁,翻著手上的表格,好像還需要打電話給很多人。「我們需要妳來醫院。」

「上帝善良嗎？上帝公平嗎？」

我在大學餐廳裡，一位大個子挪威人提出這個問題。「我覺得是耶。可是現在是早上七點，我肚子餓死了。」但現在我懷疑了。上帝會在乎嗎？

我最喜歡的成功神學故事之一來自最早的電視宣教雙人組，葛蘿莉雅．寇普蘭德（Gloria Copeland）和她的丈夫肯尼斯（Kenneth）。葛蘿莉雅都七十多歲了，看起來還像一個時尚的地產仲介。她的丈夫是真正的德州佬，總是看起來像在農場上輕鬆舒服地過了一天的樣子。幾十年來，他們佔據了電視螢幕以及基督教書店，教導大家如何過富足的生活。他們不期待上帝只是公平——他們期待上帝不斷的賜福。葛蘿莉雅說，當龍捲風來襲，幾乎要摧毀他們的家時，他們晚上到前廊，直接面對風暴。他們大聲地一直祈禱，要求上帝保護他們的財產，甚至命令上帝也要保護他們鄰居的屋子。他們說，因此，龍捲風轉向，去了別處。

我無法忘記這個景象：世界上最富有的兩個基督徒，對著天空揮舞拳頭，對公平的上帝提出抗議。

畢竟，如果孩子要麵包，哪個父親會給孩子一塊石頭呢？

公平是「美國夢」裡最迷人的信念了。辛勤工作，加上決心，以及偶爾的引導就可以獲得成功。無論我住在美國的哪裡，都聽到大家說，未來有無限的可能，只要我們具有成功所需要的個人特質。這是一種「成功乃天賦人權」的信念。成功來自仔細計算你到底值不值得，就像我和我妹妹以前仔細檢視我們討來的萬聖節糖果，經過精算，交換彼此的糖果。在這個世界，我值得我獲得的獎賞。我賺來我的獎賞，而且可以留著。在公平的世界裡，我們永遠不會失去我們抓在手裡的東西。

我二十二歲結婚，當時的我非常笨。並非我和托班結婚很蠢。和他結婚其實是我做過最有道理的事情了。我非常笨，因為我當時根本不知道托班是價值無限的績優股。他像是沙灘豪宅，而我原本可能找個小公寓就嫁了。當時的我只覺得他長得很帥，很會說明溜滑板的技巧，而且他永遠不會禿頭。

他趕到我的辦公室，手臂抱住我的脖子，我的話傾瀉而出。

「我永遠愛你，我永遠愛你。請照顧我們的兒子。」

他哭喊著：「我會！我會！」我知道這是真的了，但是真相已經無法再幫助我們了。

走去醫院的路上，我打電話給爸媽。我必須停下來一會兒，靠著高大的石牆。托班的手放在我的背上，穩住我。我們兩個的心神都去了某處，在當下與過去之間進進出出。

我告訴爸媽，他們需要找個地方先坐下來。我告訴他們我得了癌症，看起來狀況並不好。

我媽聲音顫抖地衝口而出：「妳必須把查克留給我們！妳必須改變妳的遺囑！」我剛好正在為了保險寫遺囑，現在他們不會讓我投保了，他們發現我有癌症，就不會賣保險給我了。現在，我媽媽很困惑。她的孩子要死了，忽然，整個世界似乎要垮了。她絕望地想抓住我的生命所餘下的那一點：我的兒子。

我輕輕地說：「媽，托班會活著。查克可以跟著他。」

她說：「對…對…抱歉。喔，親愛的，我真抱歉。」我知道她會像磐石一般地支持我，但是她在哭泣。他們正在去多倫多的路上，去看我的妹妹艾咪。現在他們會隨風飄浮，他們會找到我。在我手術前，我會在醫院看到爸爸走進來。他會用一隻手握著我的手，另一隻手撫摸我的頭髮。這是我的父親，打不倒的巨人，從來沒有為了我的診斷而落淚。他不會讓這個診斷定義他的女兒以及她的未來。

我打電話給妹妹們。她們乖乖的坐下。我們說的話感覺很不真實，但是充滿了愛。接下來我打電話給最要好的朋友凱瑟琳。她正坐在露天看台上看范德堡（Vanderbilt）美式足球賽。她會立刻去開車，從另一州趕過來看我，一路上打開車窗，向外尖叫。當我手術後醒來，我將看見她就在那裡，我模糊的腦袋甚至忘了，我從未要求她過來。她知道我需要她。她會假裝很舒服的睡在我床邊的椅子上。當護士不肯拿冰塊給我的時候，她將用她不可妥協的聲音和護士溝通。

但是此刻，我坐在醫院房間裡，還沒動手術。杜克大學醫院像是迷宮一般，我低頭看著膝蓋上自己的手。旁邊床上擺著摺好的藍色病人袍，機器像蟋蟀似的一直響。幾小時之前得知診斷以來，這是我第一次獨處。時間殘忍飛逝。托班正趕回家，告訴查克大無畏的保姆發生了什麼事。所有的家人都還在路上。除了低頭看著我的白底大花的荷葉邊裙子之外，我什麼都不能做。我好愛這件洋裝。我不想脫下來。我需要穿著它教課。

朋友強納森和貝絲到了。強納森衝進病房門，把我抱了個滿懷。他們在我的病床上坐下，帶著慈悲的不可置信看著我。

我終於指著身上的洋裝說：「我要你們幫我把這件衣服燒了。我不想再看到它。那段生命已經結束了。」我在崩潰與黑色幽默之間擺盪。我帶著虛假的熱情說：「我是最幸運的女孩了。」然後我想到查克，立刻大哭起來。我彎著腰哭，我緊緊閉上眼睛，想要把世界擋在外面。

我繼續說：「我不……我不知道要怎麼辦了。」唯一感覺真實的，是他們的手在拍我的背，我用醫院的床單抹著淚水。「我就是不知道要怎麼辦。」

「死掉。」貝絲安靜地說。

我不知道她是在問我，還是在訴說事實，但是我停止哭泣了。她的話像是懸崖，我可以一直看到底。強納森開始安慰我，用話語填滿空間，重新塑造世界，但是我只能想著貝絲的話。死掉。不可能。這是不可能的想法。我以為我的人生才剛開始呢，現在我卻得思考它將突然結束。我想像腦子停了下來，呼吸逐漸緩慢，現在還有心跳的整個身體像沉船一樣的下沉。但是更糟糕的是，我一手建立的家庭即將結束了。

我的一生有兩個完美的時刻。第一個是結婚那天，和托班一起跑出教堂，衝過大門，站在那裡，氣喘吁吁。只有我們兩個，丈夫與妻子，像兩個傻瓜似地看著彼此。另一個時刻就是查克第一次被放到我懷裡，我們看著彼此，好像我們母子二人已經祕密地心心相印了。這些是我腦子裡的圖像，是我生命無法或缺的畫面。我無法想像他們沒有我的世界。我消失了的世界。

離開前，強納森和貝絲為我祈禱了很長的時間，把手放在我頭上給我祝福，親吻我哭溼了的臉頰。我請貝絲等我一下，我脫了洋裝，換上袍子，笨拙地綁背後的繫帶時她幫了我一把。我把洋裝交給她，她知道要怎麼處理。

第二章

實物示範

我的身體以前也讓我失望過。我那時二十八歲，正在寫一本書那麼厚的論文，主題是成功神學。我正要晉升成為教授。有一天下午，我正在打論文，忽然，手指在鍵盤上逐漸慢了下來，然後停止了。我已經在電腦前坐了很久，但是沒什麼理由會導致這樣不真實的麻痺。麻木從我的肩膀一直蔓延到指尖。我的手臂還有一點殘餘力氣，可以抓握東西，或是花一分鐘打一個字母，但是這樣的力氣也很快消失了。開車開到一半，我會突然無法握住方向盤。很快地，和別人握手成為每天最尷尬的事情。噢，哈囉。別在意我沒有好好握住你的手，倒是你很專業地上下搖動我的手臂。

白天，我用各種方式適應手臂的無力感，無論是回信、改報告、切菜做晚飯、去健身房。我花了好幾個小時，用埃及浴鹽泡澡。淋浴的時候，如果托班在樓上聽不到，我就哭一哭。有時我會放棄，用三角巾托著兩隻手臂，吊掛起來，成為令人尷尬的社交話題。如果你只能偶爾用一下你的手臂，你能怎樣？生活的分分秒秒都成為障礙賽跑了。

到了晚上，我研究成功神學。我在教堂裡聽著佈道以及聖壇上的訪談證言，我的手臂不再只是障礙，而是實物示範了。我無法好好寫筆記，我必須錄音，之後再慢慢的打逐字稿。如果你在現場，會看到療癒佈道場上有一個女人，手臂上戴著兩個吊帶，處在一群飛蛾撲火的老師、宣教者、療癒者和先知之中。大家想要推我到舞台上，讓有名的上帝信徒治療我。或是到舞台旁邊，讓一群女人碰觸我的手臂、我的背部、我的頭部，一面不斷地為我祈禱。有時候，他們會邀我到一個安靜的房間，一項一項地檢查我可能犯過些什麼罪惡，才會開啓了大門，讓魔鬼進入我。魔鬼的名字包括派桑（Python）、希迪（Sitri）、瓦薩戈（Vassago）。這些助手想要知道，是誰在吸取我的生命？他們檢查我的人生，一項一項仔細檢視。是這件事嗎？上帝的光可能揭露什麼黑暗呢？

在心靈世界，療癒是神聖的權利，病痛是尚未告解的罪惡所產生的身體徵狀——代表未被原諒、不忠誠、未受檢驗的態度或輕忽怠慢的語言。痛苦的信徒就是一個個待解的謎團。引起病痛的原因是什麼？我戴著三角巾吊帶，走在人群中，我聽到耳語，看到眼神，有些人充滿同情，有些人則充滿判斷和不以為然，有些顯得非常關心。在我最常去做研究的小教堂裡，我知道大家愛我，大家為我禱告，大家照顧我。但是，一週又一週，我一再回到那裡，我的手還很虛弱，我的手臂仍然戴著輔具，我看到他們雙唇緊閉，手臂交疊，我感覺到自己像是一個缺乏信念的人。

接下來的半年，我去看了至少三十五位醫生，試著了解到底發生了什麼事。第一次看診令人洩氣。

「我想，妳的傷是……」醫生停頓下來，轉頭看著他帶來會商的另一位醫生。他們兩個都安靜很久。

另一位醫生說：「嗯，這種身材的女性常常有這個問題。」

醫生不自覺地在胸前比出女性胸部的樣子。我想，越快搞清楚這件事越好。

「像妳這種，呃……身材的女人，做太多瑜伽就會造成某種受傷，胸部這裡和那裡的神經受到壓迫。」他一邊說，一邊指來指去。「這就是為什麼妳的手臂會覺得麻木。所以，少做瑜伽！」他笑著說。

我快快把東西塞回背包，離開。我很少做瑜伽，而且我才不是——比較禮貌的字眼是什麼呢？——胸部大到會成為拖累。

我關上門的時候，聽到一位醫生跟另一位說：「這是我這一週看到的第三個瑜伽受傷的病例了。」噢，簡直是大胸脯瑜伽愛好者的流行病啊！

大部份時候，我又哀傷又憤怒。我對手臂生氣，然後開始哭。每天都有朋友給我建議，甚至有陌生人看到我的吊帶，溫和地建議我去做腕道手術。我坐下來工作時總會擔心，挫折的眼淚是否會讓電腦短路。我的手臂幾乎完全無力，可是我有三百頁的論文要寫。每天，我試著使用聲音書寫軟體，但總會出現錯誤的字。「成功（Prospering）神學」變成「流汗

（Perspiring）神學」，倒是「**這個電腦瘋了！**」總是正確無誤。最後，我越來越憂鬱，托班和我的爸媽終於認為我應該搬回加拿大一個月。我的爸媽都是教授，卻假裝他們自己沒有工作，可以整天協助我。他們確實幫了大忙——他們聽打了我整篇論文，一字一字地。我坐在沙發上，周圍都是書，試著把我的思緒化成完整的句子，爸爸或媽媽坐在我的對面，假裝每一個思緒都非常棒。除了寫論文，我們還一起看影集——法網遊龍（*Law & Order*），吃外帶中國餐。

我的身體令我失望，讓我們大家都失望。痛苦竄過我麻痺的雙臂。我不是上帝榮耀的見證了，至少在我身邊的人看來，我不是。我根本不是上帝創造的奇蹟。我住在爸媽家的地下室，心裡充滿怨懟。我以前更好，不是嗎？我酸苦地笑著對一位朋友說：「我以前很閃亮，以前的我真的很閃亮。」

如果你問那些信仰成功神學的人，他們怎麼知道自己的人生方向正確，他們會談到見證。瘸子會走路了；盲人看得見了；付得起帳單了；妻子開著亮晶晶的車子；孩子穿著價格標籤都還在領子上的新衣服。這些都是上帝愛的見證。成功神學牧師佛德里克．普拉斯（Frederick Price）的電視節目主題曲就是合唱團唱著「見證！見證！你需要嗎？」（Evidence! Evidence! Do you need it?）。佈道會能夠提供見證，我渴望自己也能提供見證。

日常生活中，美國人很喜歡表現自己（show-and-tell）。大房子表示你工作勤奮，美麗的妻子表示你很有錢，訂閱紐約時報（*The New York Times*）顯示你一定很聰明。如果你不確定，總有汽車貼紙可以指出誰是榮譽學生、誰跑完了馬拉松。美國人喜歡很大的購物中心、更大的教堂，每個大廳裡的星巴克在在證明了上帝在乎，要我們擁有最棒的咖啡。

有時候，我在所謂的家庭價值裡看到同樣的心態。女人吹噓著自己胖嘟嘟的寶寶和打著領結的小男孩。牧師讓自己的妻子和孩子坐在教會前排，要他的小珍妮佛獨唱：「各位，她是不是很有才華呢？」大家購買整潔附有多餘客房的豪宅，以便萬一教會救濟的難民需要睡一晚。聖誕卡片正是成功神學的小型文宣，全家人穿著顏色和諧的棉麻衣服，在麥田裡一起坐在快被壓垮的沙發上。美國的每個麥田裡都有攝影用的沙發嗎？他們看著彼此笑著，照著他們的白光令我著迷。這些是好消息。

有些人無法承受神的完美。一位朋友看著剛出生的女兒，還濕答答的，無法承認他看到的景象。嬰兒胖胖的，全身粉紅色，眼瞼微微腫脹，正是一個完美的嬰兒，但是一個有唐氏症（Down Syndrome）的完美嬰兒。即使他有滿腔的愛，或者，正是因為他有滿腔的愛，他無法大聲說出那三個字：唐氏症。這片鐵幕變成一生的承諾，永遠不承認他的女兒有任何不對勁。他開始相信，全能的上帝會讓他的女兒完整，即便那一天的到來是基督再臨的最後審判日（Judgment Day）。

當基督徒放棄「你是無限的」的美國夢，意味著什麼呢？並不是一切都有可能。上帝的國度尚未到來。如果富有不意味著有錢，完整不意味著治癒呢？如果信仰「福音」只意味著我們是擁有好消息的人呢？上帝在此，我們擁有上帝的愛。這樣就夠了。

這位朋友的女兒出生沒多久，我收到他寄來的聖誕卡片。我把它放在冰箱門上，盯著看。陽光照射著他們。他們抬頭笑著，寶寶在他懷裡，一群小孩倚靠著媽媽。我慢慢吐氣。我忽然好希望有力氣抱起寶寶，看著她的眼睛，說出我長久以來想聽到的話：「妳是完美的，親愛的，妳這個樣子就是完美的。妳就是福音。」

同樣的那個聖誕節，我坐在另一位醫生面前。這個小個子醫生靠著滿是文件的桌子，顯得十分重要，他的話甚至是絕對權威。他問了我一些問題，但是大部份時候，似乎只是在吃驚我看過了多少醫生。他聽起來充滿質疑，好像看這麼多醫生，本身就是病因似的。

他堅定地說：「我相信妳的徵狀都是心理因素引起的。我唯一可以提出的建議就是妳找一位很好的心理醫生。」

我驚訝地說：「你覺得這些徵狀是心理問題引起的幻想嗎？我寫論文的時候，手臂使用過度，現在不聽使喚了，我們只需要研究出來到底是為什麼。」

我氣個半死。他敘述的複雜心理症狀是我親眼見到的。父親過世，他的女兒忽然無法移動雙腿。一個學生害怕到忽然覺得喉嚨緊閉，無法說話；這種事情可能發生，也可能持續好幾個月，甚至好幾年。但是我不認為醫生看到的是同樣的事情。他看到一個平凡的年輕女性，手臂無力，無法書寫。我看到的是一位醫生不願意好好檢視問題來協助我。他是我看了一長串醫生之後的最後一位，我以為他會是我最好的指望。他跟我說，寫論文的壓力壓垮了我，但是我只看到他牙齒上的成人牙套，以及他的嘴唇如何彎曲地圍著牙套。他在我的病歷上寫下：需要心理協助。現在沒有人會認真看待我身體的問題了。不用協助我。沒什麼可看的。

我儘快地衝出診間，不希望他看到我哭，不想讓他又多了一個理由認為我不穩定。我穿過走廊，直到沒人看得到我的角落。我坐到地板上，打電話給雀兒喜。雀兒喜和我是一輩子的朋友，她讓我感覺被愛、被理解。國中時，我們參加同一個兒童柔道社，我不斷地用我十一歲的臀部把她甩倒在地上，然後問躺在地上的她，今天吃了麥片沒有。我不小心成為她的死對頭，而她學會了原諒我。很久以前，我們就明白，我們之中，有一個人發生了什麼，等於就是我們兩個都發生了什麼。我們的人生很像協力車。她去哪，我就去哪。我們看起來有些可笑。

我們兩個長大的時候都充滿希望，以為人生是公平的。我們二十多歲時，這個信心開始崩塌。我的身體失去了控制；她的丈夫沒拿到移民簽證，因此婚姻破碎。我們一起對於人生公平這個概念失去了信心。公平意味著，我不應該因為我的手無法握住一支筆而被迫用微笑或皺眉圖章來改學生的期末報告：「這個微笑圖章表示你的報告很詳細，讓我非常高興！」司法部門應該將公民權發給疲憊的移民。這些移民在槍聲與煙霧中，安靜地逃離黑暗中的村莊，孩子們希望沒有人聽到他們光腳穿過草叢的聲音。公平意味著人生會獎勵好人、懲罰壞人，或者至少假裝一下吧。

成功神學用很簡單的方式解釋為什麼現實生活一定很公平。他們說，上帝有一套原則來保持世界秩序。就像大自然的地心引力和熱力學的原則一樣，靈界也有原則，引導著人生，確保好事確實會發生在好人身上。告解原則開啓了正向思考的力量，把我們嚮往的一切從天堂帶到現實中。合意原則讓兩個或更多的人一起提升靈性，讓祈禱成真。十一原則讓信眾捐出十分之一的收入給教會，在心靈上保證可回收十倍甚至百倍的回報。有多少原則，要看是誰在佈道。有禁果原則、種籽信仰原則和電視宣道家麥克·莫道克（Mike Murdock）寫的整套生命原則書籍。廣告宣稱這套書是大家「除了聖經之外，最喜愛的書」。這套書和歐普拉（Oprah）推薦的《祕密》（*The Secret*）——爆雷：「祕密」就是正向思考——有同樣的假設。

心靈原則為不公平提供了優雅解答。它們創造了牛頓定律般的宇宙，世界的紛擾可以被簡化為因果關係。大家的人生依照他們是否跟隨這些原則而定型。在這個世界裡，痛苦都是有原因的，悲劇根本不存在。

我的手臂出問題的時候，有一陣子我覺得我找到了方法，可以跳脫永無止盡的希望與失望的輪迴。我同意動手術。我躺在病床上，等著被推進手術室，護士問我一堆例行性問題。

一位護士問：「有沒有任何可能妳懷孕了？」

「不，恐怕沒有這個可能。」我看著托班好一會兒。這幾年來，我們一直希望生孩子。每個月，驗孕棒都是陰性的，我們之間只有沉默，心裡想著，是運氣不好嗎？還是更糟糕的狀態？這次的手術將延遲了不孕治療，感覺上像是生育季節即將結束了。

我回頭繼續看病房天花板上電視正在播出的法網遊龍，托班在旁邊椅子上用電腦工作。然後，我們聽到一陣尖叫和許多驚訝的吸氣聲，一大群護士推開帷幕跑進來。

其中一位說：「親愛的，看樣子，妳今天不會動手術了。」他意有所指地看著我。我感覺到眼裡逐漸湧起淚水，我的心臟開始加速，但是我說不出話來。

他說：「妳懷孕了！」所有的護士開始鼓掌。托班伸出手，把我擁進懷裡。我們簡直無法相信身邊開心的尖叫。我把手放在肚子上。這是我的奇蹟。

我們回家的一路上，快速而興奮地說話，好像車子裡充滿了乙醚。我們心中充滿了愛，我們愛彼此，我們愛這個寶寶，我們愛即將來到的未來。我們從醫院到家的時候，我十分確定，如果是男孩，我要用我爸爸的中間名字為他取名。托班則認為所有最棒的女孩名字都已經有人用過了。我們非常興奮。我們興奮得發抖，在屋子裡亂晃，無法專心做任何事情，只能想著什麼時候可以告訴我們的父母。

但是已經開始了，我覺得怪怪的，跑到廁所去。我尖叫著要托班過來。我彎著腰坐在那裡，一切都變得模糊了。拖班用手臂擁抱我。我哭得全身發抖，肚子酸痛。我生自己的氣，竟然愛上了這個短短三小時的美夢。

當我們說完能說的話，流完能流的眼淚，我們像笨蛋似的站在那裡，無法說話，無法專心。托班終於離開，去煮咖啡，只是想做些什麼，手裡握著什麼；我卻無法離開廁所。我脫掉衣服，打開淋浴的熱水。我踏進浴缸，把臉頰貼上牆上冰涼的瓷磚，閉上眼睛。我無法往下看。我只剩下血和水了。

第三章

魔法

我的朋友布萊爾曾經邀請我去看一場藝術中心舉辦的魔術表演。我們到場後，馬上明白兩件事：首先，從二樓幾乎無法看到任何魔術表演。我們只看到模糊的白手套搭配著音樂動來動去，看不到什麼讓人印象深刻的畫面。第二，魔術表演應該是有魔法的。開場時，舞台中間有一個帷幕帳篷，四周有舞者跳舞。她們轉呀轉，一直對著中間的帳篷揮手，但是當音樂結束，舞者擺著最終的姿勢不動，身體卻開始顫抖，我們意識到事情不太對勁。顯然，暗門失常了，魔術師無法瞬間移動到我們的眼前。什麼事情都沒有發生。舞台前面的布幕降下來，二樓有兩個女人摀著嘴笑了起來。

我從近距離看過不同的魔法。我看過自閉症的家長買特別的耳機，保證可以「清理」孩子的耳道，讓他終於可以理解他們的話。我聽過家長為臨終的孩子買特別的鞋子，讓他可以站起來走路。我看過佈道者的廣告，宣稱他寄給信眾的特別皮夾，可以自動複製放進裡面的鈔票。我遞給脊椎按摩治療師四十美金，購買特別的磁鐵，刺激手臂，重建活力時，就會想到他們。我還多付了錢，購買去毒的足浴鹽，說是可以從我被汙染的身體裡吸出毒素。有一陣子，我戴著朋友送我的特殊手環，廣告上說可以導引正離子，或是某些聽起來很科學的東西。我戴著，因為這讓我和我的朋友都感覺好一些。我什麼都試，根本不在乎是否有道理。我就只是需要它們有用。

在宗教研究中，我們很少用魔法這個詞，因為這樣講太便宜行事了，無法真正描述信仰中的超自然力量。不，祈雨舞沒有帶來雨水；不，院子裡埋的雕像沒有幫你把房子賣掉；不，那個特別的禱告沒有治好你的腿。因果關係（這個行為會造成這個結果）看起來太直接，也太含糊了，好像你在拉一條線，可是線的另一端沒有東西似的。

到了這個時候，我已經看了大約一百次門診了，我坐在醫生面前，手上拿著筆，一臉惱怒。這一切都已經模糊成一片了。我只希望得到一個確切的診斷，讓我明白為什麼還是無法打字、切菜做晚餐、或是至少在沙灘上假裝自己會大車輪側翻身。老天爺，我開始覺得自己聽起來像是一個沒有安全感的女朋友：**告訴我，我到底哪裡不對勁？問題是我。是我的問題，對不對？**

還有一個月，我就要動手術拿掉兩根肋骨了。一位童年時期即認識的朋友介紹了一位醫生給我。認識這位朋友的時候，我還在學大提琴。多年來，我一直看到很多偉大的音樂家患上各種手臂疼痛的毛病，後台總是瀰漫著萬金油的味道。我的朋友是鼓手，提到一家很有名的、專門治療音樂家和舞者的物理治療學校。幾小時內，我找到了本地一位物理治療師，她似乎知道我發生了什麼事情。

我們第一次見面充滿羞辱。她上下打量我，一直搖頭，要我走路給她看。摸到牆再走回來；我摸到牆，又走回去。

我走回去之後，她說：「你走路像大猩猩。真的。手指關節向前，微微駝背。這完全就是大猩猩。」

我笑了。我吃東西很大聲，而且總是用嘴巴呼吸。再加上這句話，簡直是……

她突然說：「躺在診療床上，對著這個藍色氣球呼氣。」她不是因為有社交障礙才這麼突兀。她要我做很多彼此完全無關的事情。我對著氣球呼氣之後，她教我一堆奇怪的伸展練習，還用各種老花鏡片檢查了我的眼睛。她用手重新「調整」我的肋骨，因為「肋骨就像汽車的底盤。」

這是截至目前為止，我看過最奇怪的門診了，但我還是聽到自己說：「妳覺得妳可以治好我嗎？」

當她毫不遲疑回答「可以」時，我相信了她。

她很容易就做了診斷。我天生關節鬆散，這陣子為了寫論文，坐得太久，打字也太久了，讓天生的不對稱更為嚴重。我的身體對如此不當對待的反應就是關節周圍肌肉緊縮，壓迫到了神經，讓手臂麻痺。即便她說我是大猩猩，這個女人經由沒什麼人知道的姿勢重建，竟然治好了我的手臂。就這樣，我人生中的黑暗一頁就過去了。

從那時之後，一連串的好運讓我一級一級地逃離我生活的荒漠。我在主要的大學神學院獲得夢寐以求的工作機會，對著各種好人教導美國宗教的調查結果。我獲得了第一本書的合約。出版社還讓我錄了有聲書的版本。開始錄了五分鐘之後，錄音師通過麥克風問我。

「是不是……呃……之後都是像這樣子？」他知道我們將一起錄音好幾個星期。

我回答：「是啊？」我很慢很慢地才明白，他不是在誇獎我。

雖然過程非常無聊，但是我做得很好。事實上，事情進行得如此順利，成功神學教會的信徒開始注意到了，包括我最喜歡的兩位信徒。

一位說：「親愛的，一切都進行得很棒。而且妳聽到了很多偉大的信念訊息。」她揚起一邊眉毛，等待我的回覆。她叫做琳達，不但是我所知的女人中最努力祈禱的一位，她擁抱我的時候，聞起來總像是甜蜜的杉木。

「甜心，這真的管用。」瓦樂里說。她是一位光鮮亮麗的商場女性，對於和成功神學有關的問題，總是有無限的耐性回答。「真的有用！看看妳自己就知道了！」

我大大地微笑。平常，我研究成功神學，但是那一天，我自己就是成功神學。最終，我成為了成功的範例。

我們試圖馴服超自然力量，不斷努力，並且用各種詞彙評估是否有效。黑貓、梯子、打翻鹽罐是迷信，失敗的預言被視為幻想或妄想。但是成功神學要求你不要懷疑，把一切所有都賭在上帝的超自然力量上。上帝會根據你的祈禱，發揮力量，改變世界。當你全身都在說「相信，相信，相信」；當你發現自己對鄰居說：「你簡直無法相信我剛才看到了什麼」；你不再只是觀察者，你是見證者了。那麼，問題是：會有用嗎？

我的一位朋友是成功神學信徒，他曾經失去過一位他很愛的人。這個人過世得太早了，他完全無法接受。一朵剛剛開始綻放的生命就這樣中斷了。他和朋友都還是青少年而已。前一天，他們還在泥土路上一起跑步，聊著下一場袋棍球（lacrosse，編註：又稱長曲棍球、棍網球等，使用頂端附有網袋的長棍進行的團體球類競賽活動）比賽；接下來，他的父母就在一堆木頭裡挑選棺材了。喪禮之前，我的朋友召喚了所有親近的好朋友，一起圍著棺木祈禱。他們廢寢忘食的祈禱了整個晚上，祈禱了一天又一天，深刻的期望逝者能夠復活。

「我們就是無法相信上帝不會讓他復活，」他疲憊地搖著頭告訴我：「我們無法相信。我們很有把握，這絕對沒有結束。」

只有魔法，只要一個奇蹟，可以讓他們死去朋友的心臟重新開始跳動。他們耗了許多小時在祈禱，他們對上帝的愛變成了憤怒，因為屍體一直是冷的。耶穌不是讓拉薩洛斯（Lazarus）從墳墓中復活嗎？上帝不能讓這個大家喜愛的男孩的冰冷屍體也復活嗎？

他們渴望時間暫時停止，這是他們的拉薩洛斯。祈禱將翻轉最糟糕的事情，他們夢想著這個死去的男孩能夠復活。上帝啊，對於你來說，這不是易如反掌嗎？他們想像著男孩的臉頰出現血色，雙手伸起來，握住他們的手。透過綢緞和木頭聽到男孩請求扶他起來的聲音，他們會用力拍他的背，用男人式的溫和暴力尷尬地表達他們的愛。

他們會說：「老兄，你嚇到我們了。我們以為已經失去你了。」他們會淚流滿面；而男孩可能會久久的擁抱他們並且說：「我不知道你們做了些什麼，但是我很開心真的有用。」

第四章

季節

有十年之久，托班和我不想懷孕，因為我一直在學校念書，而且我們太窮了。不是那種像教堂裡可愛小老鼠的窮，而是有人會擔心我們變得窮酸的那種窮。我們買不起橘子，然後喜歡用海盜的口吻討論這件事情。有很長一段時間裡，我們住在只有一間房間的公寓裡，房東喜歡稱之為「雅房」（efficiency）。托班和我坐在客廳沙發上，伸手就可以碰到廚房了。沙發同時也是我們的床和桌子。我們坐在「沙發床桌子」（couch-bed-desk）上，看著深夜的電視佈道節目或我們在學生中心找到的電影，同時計劃著下一次的五元約會。我們不在意暫時延遲我們的夢想，但學校壓力和兩萬美金的年收入幫我們做了決定。我們習慣一再延遲生孩子的計畫，希望有朝一日我們能夠擁有一棟小房子，有嬰兒室和有線電視，而不是像現在使用天線。當時我們只能負擔雅房，懷孕比我們想像的更為困難。一年過去了。然後又一年過去了，我們以為一切已經太晚了。

我預約了不孕門診，才剛開始填寫初診問卷，我就後悔了。我對著托班大聲唸出問卷上的問題，然後驚呼：「這不關他們的事啊！」

「這確實是他們的事。」他回答我。

「呃，不應該是他們的事。」我不悅地說。我試著適應毫無尊嚴可言的這一切。我真希望可以不讓醫療專家知道某些生活細節，但是我無法擁有隱私。我們去看醫生，正如我所預料：到處戳來戳去，以及不斷的等待。

去過幾次門診之後，有一天，托班和我在不孕中心停車場，數著眼中看到的嬰兒。

「我看到零個嬰兒。」我數了十幾個女人進進出出，卻沒有看到任何嬰兒。「這個地方對嬰兒來說絕對是一個可怕的儲藏室。」

他笑著說：「這本就不是一個放嬰兒的地方啊。這是製造嬰兒的地方，用最不性感的方式。」

我低頭看著我們的手，在我的膝蓋上扭絞著。

我們的醫生叫做甘地，臨床經驗豐富。當他開始細數我們的選擇時，讓我想到高中同學安提娜的爸爸。他總是透過眼鏡，低頭看著我們，拷問我們可能惹上的麻煩，好像還活在一九六五年似的。

「你們有飆車嗎，女孩們？你們有在露天電影院和男孩親熱嗎？」我們看著他的眼鏡，不看他的眼睛，才不會笑出來。

甘地醫生看著我，表情有些失望，但是我不確定是為什麼。我不覺得他給我們的表格可以確診問題，解決的方法包含一堆針劑和藥物，還有大量的等待。他建議我們延遲治療，花幾個月的時間觀察荷爾蒙濃度，才能做出進一步的診斷。但是等待讓我沮喪，讓我想起為了解決神祕的手臂問題，那幾個月無止盡的未知感。我已經對醫生感到非常厭煩了。我厭倦了等待，我已經不想延遲我的夢想了。

接下來的幾個月，我用祈禱和做餅乾，以及用很長的時間無言地窩在托班臂膀裡，來管理一直沒有結果的失望。他會用手臂圍住我，我們看著粉刷失敗的天花板。我們堅持所有的修繕都應該由家人完成，出於愛，我們自己粉刷。

我從來沒有注意到有多少成功神學教會談到等待，直到我開始努力懷孕的時候。我從來沒有注意有多少女人推著娃娃車，或抱著臉頰紅潤的嬰兒，直到我必須常常站起來唱拜南姆（Juanita Bynum）寫的、週日最受歡迎的歌：

我不在乎等待（I don't mind waiting），
我不在乎等待（I don't mind wa-it-ing），
我不在乎等待您，主啊（I don't mind waiting, on You, Lord）。

她寫歌詞時，好像可以永恆地等待，永遠和慈悲的上帝坐在一起，永遠等著聽到上帝說：時候到了，時候到了。

等待是舊約傳道書裡的話：「對於天堂之下的每個目的或每件事物都有

其季節，有其時刻。」成功神學教會常會要求信眾成為信仰的農夫，種下信念的種籽（seed faith），坐在教堂裡，等待著下雨和收成。

某個週日，我看到一個女人失去耐性，自行開始祈雨。她是我研究的這所成功神學教會的「第一夫人」（First Lady），瘦瘦的，總是坐在第一排，一面搧扇子，一面聽她丈夫激烈的佈道。這個週日，她忽然站起身，轉身面向會眾。

「我們的信念需要行動！」她以驚人的力氣說：「我們必須知道，疾病、貧窮、沒有收到回應的祈禱是什麼⋯是撒旦的傑作。現在站起來！站起來！」小小的房間裡，大家開始站起身，興奮地竊竊私語。

「現在，當我說：『錢，來我這裡！』，你就對上帝呼喊你應得的應許。上帝的祝福已經撒向你了。現在你必須接受。接受！你們準備好了嗎？」

「是的！」

「錢！」她大喊：「現在跟著我說！錢！來我這裡……現在！」這時，「第一夫人」開始跳舞。她踩著高跟鞋，在原地跳舞，手臂越伸越高，好像從天空抓住一張又一張的鈔票。房間裡的人都開始跳舞。約莫八十位信眾，有老有小，慢慢地放下害羞，加入她。一開始像是在說悄悄話，然後聲音越來越響亮，大家開始說出真心話，雙腳在原地踩踏，開始喊叫。

「一輛車！」

「一間溫室！」

他們開始伸出手，迎接只有自己看得到的祝福。年輕母親們跳躍時嬰兒也在懷中搖晃。老婦人揮舞手臂，試圖抓住落下的東西。人們的眼淚滑落臉頰，挖掘出自己最深處的欲望，以及他們希望取代的失落。

一對剛剛失去孩子的夫妻，互相用一隻手臂抓住彼此，另一隻手臂朝向天空。

「一個嬰兒。」當呼喊逐漸安靜下來，大家一一坐下時，我靜靜地道出。一個嬰兒。

在這無止盡延期的季節中，雀兒喜和我忙著為別人高興，都快累死了。我們好高興亞曼達的丈夫靠著賣威士忌賺了那麼多錢，她因此可以待在家裡，或是去熱帶地區度假，找到最佳角度自拍。我們高興極了，喬安娜的家庭計劃完全成功，小凱蒂出生的那天正是她希望的日期。克里絲汀不斷地告訴我們，她一旦下了決心，就甩掉了好幾磅。她說：「紀律，女孩們。」我們因此都更用力地縮小腹。

事實上，我們如此擅長為別人高興，當人們告訴我們，他們多麼輕易就找到陽光的時候，我們發展出某種特別的音調，有一點像吸了笑氣的追流行少女。每當我發現自己在說：「然後妳又和樂團到後台去啦？」就提醒自己，一定要接著說：「我真……真的為妳感到高興！」完全不誠懇，但只有雀兒喜知道，這是在安慰我們自己的靈魂。雖然我們的文化不相信運氣，但我的身邊全是世界上最幸運的人。

歐普拉（Oprah Winfrey）就不相信「運氣」，「我的一生沒有什麼是靠運氣來的。」她常常這麼說。「沒有。有很多恩典，很多祝福，很多天意，但是我不相信運氣。對我而言，運氣就是早準備好了，等著機會的來臨。」運氣意味這可能有那麼一刻是上帝保佑，但好運也可能有一天跑到隔壁家去。運氣可能表示我們不會像詩人威廉・亨利（William Ernest Henley）說的那樣：「我是命運的主人。我是我靈魂的船長。」（I am the master of my fate. / I am the captain of my soul.）

我完全不想剝奪我愛的人的任何東西。我變得越來越像舊約傳道書裡的所羅門（Solomon），拉扯著黑線。有時獲得，有時失去；有時撕裂，有時縫合。在嬰兒歡迎派對或升職慶祝派對裡，我聆聽著。有時可以說話，有時則需要閉上嘴巴。

我曾經一度相信魔法。

我和朋友在一個非常大的賭場，非常大的賓果大廳裡玩賓果遊戲。高高的天花板閃著許多人造燈光，讓夜晚亮如白晝，無法分辨。大廳裡坐了幾百個人，一個男人從類似巨大的爆米花機器中拿出數字。朋友和我玩得很兇，手上抓著一支粉紅色的筆，把喊到的數字劃掉，每個人有一張三塊錢的賓果卡，上面有六次機會可以玩。

我們玩了第一局遊戲，然後第二局，越來越有信心掌握速度和規則。第一局的贏家是第一位完成一條橫線的人；第二局的贏家則是第一位填完中間數字周圍格子的人等等。最後一局的規則是劃掉卡上的所有數字。第一位劃完所有數字的人可以贏得一千三百塊美金，當晚的最高獎金。

當我開始默默祈禱一個荒謬至極的禱告時，我離勝利約三步之遙。

親愛的耶穌，我心裡感到非常丟臉。我知道您平常不會做這種事情，如果您做這種事情，實在是很愚蠢。但是我們真的沒錢了，我很想贏得這筆獎金。所以，如果您不介意的話，可不可以請您幫我贏得……

「賓果！」

我叫得非常大聲，嚇到坐在我隔壁的女人。

「賓果！」我又喊了一次。看到大家慢慢轉頭注視著我，有那麼一會兒，我懷疑起自己：「不過我可能弄錯了！」

但我是對的。主事者動作誇張地走過來，拿著鈔票，在我和朋友面前鋪成平面的金字塔。我告訴朋友我的祈禱，朋友笑到眼淚都飆出來了。我把上帝當成糖果機器，結果祈禱成功。我們都成為信徒了。

幾個月之後，我躲在廁所裡，拿著驗孕棒，重複說了同樣的祈禱。那時我還沒有開始真正進行不孕治療，但我的身體似乎沒有問題。我得到陽性反應。我又做了兩次驗孕，結果都是陽性。我關著門大喊起來，我無法看著托班眼裡的期待。

「我懷孕了！」我大喊。試著保持聲音平穩。

寂靜。

「但是我或許弄錯了！」我可以聽見他隔著門笑起來。

他合理的質問我：「甜心，妳怎麼會弄錯？那些驗孕棒不靈驗嗎？妳還在裡面幹什麼？」

我躺在地上，腳頂著門，把自己關在裡面。我無法面對這個狀況。我無法面對他。我覺得，一旦見到他，這一切就會成真了。感謝上帝，手機就在我身邊。我打電話給雀兒喜，這個不可置信的結果讓我哭了。如果魔法有公式，我只需要說正確的話就行了。但我知道這不只是魔法，還有別的因素。

「雀兒喜，妳不會相信，我終於走運了。」

我說得太快了，來不及想我說了什麼。我們兩個笑得一塌糊塗，我必須放下手機，把馬尾重新綁好。

結果，我的身體完全不像我的腦子那麼想要個嬰兒。懷孕的荷爾蒙讓我已經很鬆的關節變得更鬆了。之前，鬆散的關節讓我的手臂沉重無力，現在的我簡直變成水母了。孕期逐漸拉長，我的髖骨柔軟，肚子像鉛錘一樣掛在肌腱上。胎兒很健康，但是我被他拉扯得不成樣子。

一週又一週，我花越來越多的時間泡在浴缸裡。早上，我慢慢地下床，勉強穿上鞋子，去教神學院的學生。到了中午，我必須坐在桌子或椅子上，幾乎是直接面對面的教學生。我試著和學生互動，保持有趣，但是大部分時間我都只是在試圖假裝懷孕是一件並不複雜的祝福。

根據任何標準，那都是一次很健康的懷孕，除了我真希望自己能夠昏迷，直到孩子出生。拜託，來個人把我一棒敲昏吧。疼痛像沉悶的怒吼。在教授餐會時，我抬起頭看，發現有人跟我說了好久的話，我都沒有注意到。

我紅著臉說：「對不起，這個嬰兒非常……吵。」

大家一直告訴我：「喔，妳等到孩子出生！那時候妳才知道有多困難。」我現在真希望他們可以看到我陣痛時的臉上表情。在艱鉅的陣痛節奏中，我竟然在微笑。

我一面喘著氣，一面在電話裡跟我嫂嫂說：「很棒耶！真的，感覺好多了。」

到達醫院時，我已經陣痛了一整天，卻沒有進展。醫生看了看我，建議我們先回家。

「妳看起來不像正在陣痛的人。」她想當然爾地說。

「是啦，但是妳必須幫我檢查。很不幸的，我對痛苦太有經驗了。」

我的生產非常困難。我實在不應該談起，因為一旦說了，就立刻沒有人願意生孩子了。我只能說，陣痛維持了三十七小時，沒有緩解陣痛的現代藥物。胎兒一直處於壓力之下，當他的心跳在儀器上顯得很不穩定的時候，醫生決定開刀。之後又過了幾個小時，醫生才把他從我身體中取出來，放在我懷裡。

我一向對嬰兒缺乏柔軟易感的情緒，我必須說，這個時刻對我來說實在很奇怪。好像有人按了重新啟動的按鈕，我的人生重新開始了。應該有人頒發一張出生證明給我的。

接下來是快樂的一年。對於許多母親而言，這是世界上最惹人討厭的話了。很多母親餵奶有困難、發高燒，辛苦了一整天，晚上還要起來。我只能說，我完全沒有預料到，我會這麼快樂。我有了查克。完全令我滿意的查克。他聞起來總是像香草餅乾。他不香的時候，我就把他放進我們農莊洗碗槽的溫水裡，躺在漂浮著的防水青蛙枕頭上。

寶寶查克就像孔雀魚一樣，用很有表情的大眼睛看著我。很難餵養他，很難取悅他，很難把他放在床上。每次他想放鬆時，一定要我們上下用力搖他，好像要把他的腦幹搖鬆了似的。上上下下，讓他放鬆，閉上眼睛。我給親友寄的照片裡，查克看起來像有智慧的圖書館員，頭髮梳得好好的，羊毛衫厚重的領子拉起來，圍著脖子，我看著他，以母親充滿幻想的愛，認為他一定會長得很帥。他後來也確實變得很英俊。

我的第一本書的主題是成功神學，這是我另一個寶寶。這本書在查克出生前幾個月就出版了，所以這一段時間裡，我都在享受出書後的喜悅。這是學者們最愛的時刻了。書已經問世了，我看起來又重要又忙碌，其實我正在家裡穿著睡衣吃披薩。我被丈夫的愛、兒子的嘰嘰呱呱、高效率的榮耀包圍著。

三十四歲生日時，我終於可以承認了。我寫了謝函給所有親友，附上小查克的照片，他躺在洗碗槽的小青蛙上，頭髮像雷達天線似的翹在頭上。卡片上寫著：

傳說中，三十三歲（耶穌受難時的歲數）一定會很慘，我的三十三歲正巧相反。如果有人是公證人，可以公開證明我這樣說。謝謝你一路上的支持，直到今天。這是我自己的小小成功神學。

我教的美國基督教課程裡有一百五十位學生。他們知道了我寫的卡片內容，送了我一個很大的禮物籃，裡面都是送給查克的寶寶睡衣和T恤，上面用大大的字印著：蒙受祝福的。

第五章

臣服

幾小時前，喬納森和貝絲帶走了我的洋裝。現在，我躺在病床上，等著開刀。我數著自己剩下的時間，發現完全不夠，我渴望上帝的應許。我一直在想，我三十五歲，我三十五歲，但是活不過今年了，時間不夠了。我沒有足夠的時間把嬰兒養大到成人。這不是我答應丈夫的人生。我計畫的未來完全不是這樣子的。主啊，把癌症拿走。拯救我。讓我當一個愛您的妻子、母親和教授，活下來述說您的榮耀。我在和上帝打商量。我試著找到魔法公式，把我帶出這個消毒過的房間，回到我自己溫暖的床上，聽著嬰兒監聽器裡傳來查克咿咿呀呀的聲音，說著媽媽和拖拉車。多半是在講拖拉車。**上帝啊，請讓我繼續當喜愛拖拉車男孩的媽媽。**

一切都感覺奇怪又緩慢。我服用了止痛劑，房間裡沒有鐘。我無法確定這是我得到診斷的那一天，還是我動手術的那一天；還是說，這兩天其實是同一天。第一個跡象顯示我得到診斷是兩天前的事情，是因為教會在為我守夜了。在杜克神學院工作的一大好處是，我的朋友全是牧師。我的同事是牧師，我的朋友是牧師，我的學生即將成為牧師。現在，不但有一堆牧師在我的病房裡，還有一堆牧師在附近的親友等待室裡，以及神學院的教堂裡。大家決定在我動手術時，一起為我祈禱。他們聚集在溫暖的木造教堂中唱聖詩、唸聖經、祈禱。這些祈禱凝重冗長，只有絕望的人才會如此祈禱。佈道結束時，他們來到醫院，像接力賽跑似的，一個又一個持續祈禱，直到有人接手。有些是好朋友，有些只是認識的人，大部分的人都比我聰明多了。後來我才知道，我所知道的最嚴肅的學者——寫過厚重書籍，擁有許多件絲絨西裝上衣——祈求上帝讓我活下去的時候，哭得稀哩嘩拉。我高興得不得了。他們教會了我癌症人生的第一課：首先要放掉的，就是驕傲。

以某個角度看，我動手術前的時刻總是很精采。我這一生中，每次動手術前，護士正在四周忙來忙去，帥氣的醫生正在發出指令，我往往可以找到最好的材料。拔智齒之前，我吞了一些藥，好啦，是很多藥，我抓住一個人的領子，告訴他，要把牙齒留著。我要拿來幫托班做一條項鍊。緊急割除盲腸炎之前，我要他們盡量減少疤痕，我好參加加拿大小姐的泳衣比賽。

這次，我告訴護士，割除這個巨大的腸癌之後，我終於可以達到理想體重目標了。我得到的反應很熱烈。我接著說了我跟這位醫生為了我的腹痛吵了一架之後，一直想說的話。那時候，我對他吼著說：「我不要像每個病人一樣，就這樣乖乖離開。我要你為我做更多檢查！（譯註：最後這一句是譯者加的文字，因為覺得原文寫得不夠清楚。這裡指的是作者一直得不到確切的診斷而發怒，堅持醫生做更詳細點檢查。）」他對我翻白眼。現在，他站在我旁邊，我抓住他的手臂，把他拉向我，用低沉嚴肅的聲音說：「最好不要我的眼睛還看著你，就這樣死掉了，小心我的鬼魂來找你。（譯註：譯者又加了一句。這裡的原文也文意不清。作者指的是，古時候行刑，劊子手會蒙著臉，犯人不可以看著劊子手，以免鬼魂會跟著劊子手。)」護士都大笑起來。我在心裡決定，當我的一生被拍成電影的時候，馬修．麥康納（Matthew McConaughey）會飾演醫生，而且嘴裡一定要一直嚼著口香糖，眼睛不直接看我，而是看著我背後的空間。薇諾娜．瑞德（Winona Ryder）會飾演我，完美的臉蛋上總是閃過一千種情緒。

醫生會為我再次創造奇蹟，觀眾一定會逐漸愛上他。手術原本預定是兩小時，但是實際上花了四小時。等待室裡塞滿了我的朋友和同事，以及一直前後踱步的爸爸。大家士氣低迷，猜測可能發生了什麼不對勁的事情。其實是醫生多花了一些時間，把我好好縫合起來，而不是幫我做一個造口，裝排泄袋。他不需要這麼做。手術前一小時，一位聲音平穩的女人過來找我，給了我一個很大的塑膠袋，跟我說，呃，在最近的未來裡，我都會經由肚子上的一個洞口大便，但是不用擔心，很多名人也有同樣的問題。然後我說了很深刻的話，類似：「當然。」因為當時我根本不覺得我會活過那個晚上。

醫生提到「第四期」的時候，口氣都很謹慎。第四期意味著我肚子裡全是癌細胞。奇怪的是，這個現實讓我心裡充滿了愛。愛我的兒子，愛我的朋友和家人。愛我的丈夫，手術前，他就坐在我身邊，緊緊握住我的手。

他說：「妳現在看我的樣子，證明了妳對我的愛，雖然我從未懷疑過。」他停下來，無法再說下去了。他知道，我希望他知道，我從他十五歲的時候就一直愛著他。我在他的金髮上噴漂白水，讓他的頭髮顏色顯得更淡，我還為他穿上不應該提起的紫色小背心。

他離開了一會兒，我馬上打電話給雀兒喜和我的嫂嫂，刻意的指示他們：「妳一定要答應我，妳會跟他說，要再結婚。我不希望這件事終結了我們兩個的人生。」當我說到「查克需要一個母親」就說不下去了，她們也聽不下去了。她們希望聽到我說，我會奮戰到底，我會把自己從懸崖邊拯救回來。我則是希望聽到她們保證，即使我的生命結束，我的愛也不會結束。

昨晚我無法入眠，一個人醒著，想著各種於事無補的問題。為什麼整個夏天，醫生不顧我的疼痛，要我回家呢？急診室醫生怎麼可以給我克酸胃藥，跟我抱怨說，現在很多人為了各種小病痛，像是腳趾頭受點小傷，就到急診室看診。整個夏天，我的皮包裡帶著粉紅色的胃藥乳液，一陣又一陣的腹痛讓我痛得不斷喘息。結果，我得的是最不性感的癌症——大腸癌，還好至少不是直腸癌。

手術後，我醒過來，很驚訝，很高興。他們從手術室把我推出來，穿過走廊，我看到另一位好友查德。他從阿拉巴馬州連夜開車過來，站在托班身邊，臉上帶著鼓勵的微笑。

「噢，老友，」我說的好像是：「當然你在這裡……真好……你看起來好好好好……好瘦。」

我在藥效下說了許多話。這是第一段話。麻醉凱特對於大家應該如何過日子，有很多想法、很多意見。大部份時候，我試著告訴親朋好友，他們對我如何重要，但是結果說得比這個更多。

幾小時之後，我坐著跟一位朋友說：「喔，親愛的，時候到了。該走了。你可以不用管你的事業！是的，事業尚未完成。事情還沒做完。但是你如果一直待在這裡，苦澀的心會把我愛你的一切都吞噬掉了。如果你不離開，我會永遠恨你。」我說最後那一句，是為了逗他笑。我的手放在他頭上，我們的臉上都流著淚。他越來越老了，很快的，不久之後，他會搬離這個城市，在別處重新開始。後來，知道他過得很開心，我仰慕的人能重新開啟自己的人生，讓我覺得我的內在有些什麼被療癒了。

一位同事坐在我身邊，我不記得到底是為什麼了，但是我告訴他該怎麼做：「除非你打自內心原諒他們，否則你不會快樂的。老兄，沒有別的辦法了。你必須原諒。」我的朋友卡住了，但是如果他能夠解套，噢，他可以征服世界。首先，他必須停下來，不要再扛著失望與比較的重擔。我不知道為什麼之前我什麼都沒有說。

我把最糟糕的愛留給雀兒喜，我的磐石，像是雙胞胎的好姐妹。護士正在換我的繃帶，我的手機緊緊靠著我的耳朵。雀兒喜和我試著說話，但是想說的話實在是太多了。

「親愛的，我覺得我快要沒有時間了。」我終於吐出這些話：「我不想這麼戲劇化，但是我擔心，如果妳也快要沒有時間了呢？」她知道我在說些什麼。她是我認識的人裡面，工作最勤奮的一個。她的無私讓她把太多的自我放在未來的「有一天」了。這一天已經到來了，至少我的這一天已經到了。

每次我碎成一片一片，她都會幫我拼湊回來。我知道她想把手伸出來，透過電話，將我抓過去，躲進我們的大泡泡裡，一個人哭，另一個人用無畏的愛找出問題所在。

最後我說：「我必須掛電話了，我必須去調整藥物劑量。」但是我們坐在那裡，不肯道別。我終於說：「雀兒，去好好過妳的人生吧！」

我說的這些話，其實都是祝福。不要有負擔地活著，要自由地活著。不要仰賴永恆，永恆可能不會來。這些是我對你的最佳期許，至少你要往前，試一試。我不知道如何死亡，但是我知道如何把這個難以承受的哀傷變成希望，他們的希望。聽起來不像道別，聽起來比較像：我的愛，祝福你！

大家來醫院看我，但他們總是會離開，留下儀器所發出「嗶、嗶、嗶」的心跳聲。這是我感受過的最孤單時刻。小時候，我家附近住的都是門諾教徒。跟門諾教徒在一起，永遠不會孤單。門諾教徒的血液中流著大地之愛，他們一心嚮往簡單樸實的生活，個性非常溫和。他們非常喜歡果凍沙拉。我家不是信奉門諾教，但是我去門諾教會做禮拜、參加門諾教夏令營，我的婚禮採用門諾教儀式。我嫁了一位非常帥、下巴方正的門諾教徒，我們兩個當時都不滿二十歲，他仍然迷戀著我喜歡隨時開口唱歌的個性。門諾教婚禮非常簡樸而豐足。感恩節的時候，我邀請了足夠塞滿整個地下室的客人，擺出折疊桌，上面擺滿火雞和沙拉。

門諾教文化最棒和最糟的部分都來自他們是一個封閉的社群。一般來說，他們都是同一個社區的人，一起從俄國南部移民到美國和加拿大。所有的門諾教徒都來自同樣的血緣。我長大的地方，這些門諾教徒大約有二十個令人興奮的姓氏可供選擇，像是：督瑞克（Dueck）、洛普奇（Loeppky）、潘諾爾（Penner）、巴克曼（Barkman）、佛萊森（Friesen）等等。我常常在新娘新郎雙方都姓佛萊森的婚禮裡當伴娘。在我自己的婚禮彩排時，我呼叫馬克・潘諾爾上前，結果有三個人同時站起來。大部分的人都是土生土長。雖然科學尚未證實，但是我孿確定他們遺傳了擅長唱四部合音、做辮子麵包和手作果醬的才華。門諾教會也是最適合找男朋友的地方。

現在我最思念的是，他們超級擅長大家一起受苦。每個門諾家庭都有口傳的家族歷史故事，而且總是十分哀傷。他們會花時間告訴孩子，曾祖父母剛剛移民加拿大的第一個冬天有多苦，驕傲的展示一本大大的十七世紀出版的書，稱為《烈士鏡子》（*Martyrs Mirror*）。書中目錄包含了祖先的各種可怕的死法。或許，參加門諾教最奇特的安慰就是：他們堅持，人不應該單獨受苦。他們會說到「我們」的受苦受難、「我們」的村鎮、「我們」的社群。如果有一部分的門諾教徒反對學校教英語，整個社群會一起搬家，去新的地方重新開始。他們可能是我研究過最愛爭吵的一群人了。我曾經讀了一整年份量的爭執記錄，只是為了是否要採用他們很喜歡的某首讚美詩；但是我喜歡他們的目標：共識，他們會一起活，一起死。

我開始擔心，我會死在這裡，遠離我在加拿大門諾社區的家，無法感受到成為其中一份子的甜美氛圍。多年前的感恩節，我開始有這種感覺。當時，我看到托班的潘諾爾祖母用黑色墨汁把我的名字寫在我的座位卡上——那張祖母年年保留的座位卡。當時托班和我才剛開始約會而已，但是我的名字已經寫入他們的家族了。剎那間，屋子好像活起來似的。我可以聽到一堆男人在比較著彼此曾經撞壞的車子，看到托班的阿姨、堂姐妹和姐妹把十幾個派放在乒乓桌上。潘諾爾祖母把我叫過去，用皺皺的手教我如何把麵包一層一層疊好。我們都坐在折疊桌前，唱過謝飯歌之後，一位堂嫂看了我的座位卡。

她慧黠地問：「用筆寫的，嗯？」

我微笑。

「好棒！妳算是自己人了。我的祖母看了我哥哥的女朋友一眼，對我耳語說：『我們用鉛筆寫她的名字吧。』」

但是並非所有的事情都可以大家一起做。托班坐在我的病床旁邊，我試著跟他解釋。大家表現得好像我會飛走。我的背上會忽然長出一對翅膀，我的腳會離地。我會揮手道別，然後飛向白雲。

我跟托班說：「不是那樣子的，我不會飛走。」

托班看著我，臉上的表情顯示，他不知道我在說什麼，但是知道最好不要問我問題。他傾身向前，握住我的雙手。

「我不會飛走。」我又說了一次。我的話中充滿情緒。我一直想起我曾經聽到的一位青春期男孩，他得了癌症，即將死亡。他一直嗆到，後來，醫生才搞清楚他要什麼。他想要再一次好好的大哭一場，但是他的肺部都是液體，無法呼吸。醫生叫來了護士，一起慢慢地清空他的肺部積水，讓男孩好好的哭一次，直到最後一口氣，既難過又滿意。

「我不知道怎麼解釋，托班，就像我們都漂在海上，每個人都抓緊自己的救生圈。我們都漂著，但是大家似乎不知道我們正在沉下去。有些人沉得比較快，但是所有的人都在沉下去！」

我一直有這種不好的想法：我要死掉了，大家卻還在瀏覽 Instagram。我知道這樣說不公平，每個人的人生都不容易，但有時候我就是覺得，我是世界上唯一正在死掉的人。

「我們正在下沉，慢慢的。有一天，正當大家看著，我會無法呼吸。我會沉下去。」即使只是在解釋這件事情，我都越來越恐慌。「會有那麼一天，我無法再呼吸了，我就會淹死。」

我可以清楚看見。大家談到的天堂，好像只要輕鬆一跳就可以到達。天堂和地球之間有一片帷幕，會打開來，我會穿過帷幕，去了天堂。

天堂對我而言意味著：有一天，我會得到一副新的肺，我可以游著離開。

但是，首先，我得淹死。

每天早晨，我都活過同樣的時刻。我可以從嬰兒監聽器聽到查克咿咿呀呀的發出聲音，說著他剛學會的新字。「媽媽！爸爸！打督！」意思是：「媽媽，爸爸，拖拉機，把我從這監牢放出去。」以前，這是一天裡我最喜歡的一刻。我被兒子的聲音吵醒，把他抱出小床，溫暖的牛奶就放在尿布檯旁邊。我重新創造了世界。我拯救了二十磅肉肉的手臂、腿和臉頰，讓他可以穿著羊毛睡衣，自由地探索家裡，找他的玩具拖拉車。

自從診斷確定之後，在睡眠和清醒之間，有那麼一分鐘，我會忘記，只模糊感到我似乎應該記得什麼。在溫暖的床上，我陷在夢境中。然後，我忽然被淹沒了。我要死了。我要死了。我是我兒子第一個道別的人。我不是新的一天的開始，我是日落。

有一天，我夢到癌症。我看著一個普通家庭的窗戶，看到一個女人陳設餐桌，然後彎腰抱起我的兒子。我在船上遇到了風暴，我用明亮的聲音跟船員們說，不要擔心我，我反正已經要死了。我說得很有把握，沒有意識到話語的重量和嘴唇發出的聲音。白天的時候，真正的白天，我開始注意到這個哀傷逐漸擴散。我的朋友承受了我的誠實。雀兒喜開始收到我的密碼，以及我的堅定指示，教她如何處理我的工作。我告訴萊西，我的日記放在哪裡，我不希望等到我死後才交代這些事情。二十一歲的凱特會留下來，她的日記裡每天都寫了一個叫做柯林的男孩做了什麼。如果柯林在一九九二年上了法庭，我的日記如此詳盡，一定可以為他作證，或是讓他定罪，又或是放他自由。

手術兩週後，我出院回家了。我慢慢試著到處走動一下，但是大部份時候，我都是坐在椅子上。所以，很自然的，我開始要求家人以及來拜訪的朋友幫我把屋裡各處散放的書拿過來。我試圖決定，以我有限的時間，還能夠閱讀哪些書。我會把不想讀的書送人，並拿出我的筆記型電腦，開始在網路上條列出來。我花很多時間進行這項計畫，我強迫爸爸和朋友陪我一起坐在那裡，瞇著眼睛閱讀每一本書，尋找書的二維條碼和國際標準書號（ISBN number）。我總是有辦法慢慢地讓別人做我要他們做的事情，我的母親以前稱之為「大手套」（Giant Mitts）。她是好意，指的是某種快樂、鬆軟的領導方式。我看著這一排工作者，每個人都捧著一大堆書，堆得高高的，我幾乎要看不見他們了。我開始看到，我真正的面貌。我是個上好了油、運作非常有效率的機器。我們花好幾個小時做這件事，一直做到深夜。托班為什麼要這些書？我問他們。一直以來，這些書都是我的嗜好，我的東西。如果他必須整理這幾百本書，不是很糟糕嗎？

「人生就是一連串的失去。」一個下午，我公公這麼說著。我們正坐在前廊，我現在總是坐在這裡，全身裹著毯子，看著天空。沒有天花板的世界，伴著鳥鳴，白雲慢慢飄過，這樣的世界可以趕走恐懼的味道。

「爹地，你說什麼？」我喜歡叫他爹地。他個性溫和，非常療癒，願意在露營時幫我編頭髮，因此贏得了這個稱號。

他回答：「喔，我只是在想，年紀大了，就是一直失去這個，失去那個。」

「喔。」他說得對。年紀漸大，我們的各種感官會慢慢退化，甚至失去我們的各種樂趣，我們的父母、我們的朋友，準備面對我們自己的離去。這個想法挺有意思的。

「一開始是壁球。」他忽然說，讓我一下子回到了現實。

「什麼？」

「我五十多歲的時候，必須放棄壁球。」

「我現在可不會擔心這一類的事情！」我假裝生氣地吼他。他笑了，接下來花了半小時，重複說明他的看法，直到我請他不要再說了，我們應該去弄杯咖啡和麵包。我現在的習慣越來越像個老人了。

主啊，請救我遠離老人吧！每次和年紀大的朋友在一起，一旦有人開始抱怨臀部疼痛，所有人都會慢慢轉頭看我的反應。我不會讓他們失望的。「真是……抱歉喔，」我用充滿諷刺的聲音同情地說：「長長……長壽已經變成您的負擔了嗎？」這些人都是有榮譽席的教授，從來沒有被人好好取笑一番。但是他們漸漸成為我最要好的朋友了。我們可以坐在同一張長椅上，安靜地想著，要拿自己剩下的時光做什麼。

我開始在午睡、去醫院門診、嫂嫂想辦法讓我進食之間的安靜時刻寫信給查克。查克可以和我一起坐在床上，但是大部分時間他只想滾來滾去。他不能碰到我肚子上的傷口，所以我不能抱查克，這讓我覺得疲倦。感覺上，時間就在我們兩人之間不斷流逝。等他再大一點，他會知道當他們把他放進我懷裡時，我是什麼感覺嗎？查克，沒有什麼比得上那種感覺。護士說，當我們彼此四眼相望時，我不斷重複地說：「是你。一直都是你。」

我以前總是認為，哀傷是充滿懊悔的老人，或是年輕人回頭看自己的人生，思考錯失的機會。我現在知道，哀傷是眼睛透過淚水看著無法承受的未來。只有愛，無法重建世界。殘酷的世界要求你對不可能——分離、破碎、沒有終點的結束——投降。

壞習慣、錯誤的開始和破碎的關係是一回事。我這一生都在試著尋找我可以改善、贖罪的事情，奉獻給上帝，說：好啦，我全都放棄了。但是，放棄家庭完全是另一回事。我們三個人，綁在一起。這不只是關於我，我沒有權力放棄。我站在兒子的嬰兒床前，可以看到我丈夫眼裡的渴望。他在看著我，看我會不會逐漸消失。我也看著他，因為這是我唯一能做的。我可以對這個人很溫柔，很溫柔地對他說話。他睡著時，我可以幫他塞好毯子，蓋住他裸露的強壯肩膀。我知道。我知道。水在漲，堤防會塌，大水會把我們沖走。但是直到那一天來臨之前，我在這裡。我不會放手。

我曾經偶然去過一家成功神學的大教堂，希望參加一般的佈道，結果卻是一場喪禮。我拿起程序單，看到封面上有一張名人照片，微笑地看著我。我一直認為他是一位善良、直爽的宣道士，開心地保證大家可以獲得療癒和成功，因為他全心全意相信上帝豐足的賜福。但是他中年就過世了，留下一堆人——充滿善意的人——苦苦尋找他的死亡的意義。即使是程序單上，也必須討論大家心裡在想的問題：為什麼？他信仰不堅嗎？他做不到自己教導的那些道理嗎？在神學世界裡，你做的一切都會像迴力鏢似的回到你身上——無論是好事或壞事——年紀輕輕就過世的人就是虛偽或失敗的人，這些人沒有通過信仰的試煉。

我聽過無數關於面對死亡時的否認故事。一位牧師中止喪禮，不准棺材落土，試圖讓那位年輕男孩復活。醫院裡，一位女士聽到診斷之後，拒絕接受治療，因為她相信上帝會治好她，家人絕望的看著她越來越虛弱。一位有名的療癒者用自己潰爛的腿當作信仰的試紙，最後還是過世了。美國郵局必須請一位成功神學的牧師不要再宣稱自己可以讓死者復生，因為絕望的家人帶著棺材來找他，造成塞車，使得郵差無法送信。

但是大部份的時候，我看到很多人不讓他們愛的人變虛弱。在候診室，一個女兒請她的老母親在看醫生之前，先擦上口紅、面露微笑。我認識一位男士，想要終止痛苦的療程，接受終點，但是不想讓他的家人失望。護士交給我一份表格填寫，她一面看著我打勾的項目，一面說：「但是至少妳在這裡了！」我勾的是：疲憊、失眠、疼痛、沮喪。每一個字都聽起來像是放棄。

哀傷一定有某種節奏，但是我不知道。

大家開始輪流哀悼我，因為不可能同時一起哀悼。動手術時，無法去醫院陪我的家人和朋友來家裡看我。我們一直重複同樣的過程。我坐在外面，裹著毯子，曬著陽光，我喜歡的人圍在我身邊。我的牧師拿出她的聖經詩篇，握著我的手讀了一會兒。我媽媽經常在煮東西，在冷凍櫃裡裝滿各種抗癌食物。我姊姊艾咪寄來點心和許多鼓勵，我妹妹瑪麗亞沒辦法過來陪我的時候，經常從紐約寫信給我，寄詩和各種短文來。她在紐約一家天主教雜誌當編輯。她對我有兩個大的期望：第一，痊癒；第二，療程結束前，我會一拳打在離我最近的、不體貼的人臉上。

我有很多恐懼，有些說出來了，有些沒說。我剛到杜克任職的時候，意識到我會在美國住上一段時間。我做了很多吵嚷的抗議：「我不要死在外國！」我也表示不要死在辦公室裡。這種事情以前發生過（教授都很容易一心一意的專注做研究）。我才二十九歲，就永遠被放逐到外國了，看起來多悲哀啊？現在回想，我曾經不經意的計劃者我要埋在哪裡，擔心我會永遠無法整合我所有的身份認同。遠離娘家的女兒，花太多時間工作的朋友，流浪者，工作勤奮的計劃者。我想著，不知道我有沒有可能成為一個完整的人。現在我不期望任何形式的完整了，我只能想著各種細節。一個晚上，我幾乎每個小時都醒過來，腦子裡只有一個可怕的念頭：把我的屍體帶回家鄉，會不會又是一場公文上的惡夢？

當我在神學院幫牧師們上課時，我講到美國十八世紀的宗教復興、大覺醒運動（First Great Awakening）以及宗教界對於美國內戰的反應。我講到他們不知道閉嘴，於是政治立場的差異摧毀了接下來的感恩節。身為歷史學者，我從來不教他們如何進行洗禮、婚禮或喪禮。我也從未告訴他們，拜訪將死的人時，要說些什麼。我沒有教他們，去拜訪將死的人時，不要坐在沙發上，嘴裡塞滿餅乾，問一大堆癌症治療進行得如何的問題。我沒有告訴他們，無需多說，只要多碰觸。我哭的時候，把手放在我背上。祈禱的時候，把手放在我頭上。當我覺得自己正在消失的時候，支持我，讓我重生。老同事法蘭克失去了他的成年兒子。他來醫院看我的時候，用他的大手握住我的手，小聲地說：「我穿牧師服來讓妳印象深刻，同時也是為了通過醫院的保全人員。」

除了天主教之外，成功神學比任何人都理解碰觸的力量。天主教總是把所有的事情弄得可以用手碰觸，就是釘在地板上，至少可以拍張合照。成功神學僅次於天主教。最早期的成功神學牧師舉行帳篷佈道大會。進行到高潮時，他們會走入群眾，捲起袖子，把手放在顫抖信徒的頭上或手臂上。當他們不用帳篷時——因為會眾人數變得更多或更少了——很有腦筋的牧師會把帳篷的帆布剪成小方塊，寄給支持者。這塊帆布充滿了療癒力量，信徒可以握在手中。有名的電視佈道者奧羅爾・羅伯茲（Oral Roberts）創立了第一所魅力大學。當他要協助電視機前的觀眾時，他會對著攝影機舉起右手，觀眾可以把自己的手放在電視螢幕上。這是無法親自接觸時的最佳選擇了。他們稱之為「接觸點」（points of contact），經由物件交流神聖力量。就像上帝伸出了手，經由某種物件，把神與人、不可見與可見、精神與肉體連結起來。稱之為接觸點，而不稱為聖體（sacraments），否則會太像天主教了；但其實，已經很像天主教了。

大學時，那些很棒的嬉皮朋友很愛拿我是基督徒大開玩笑。那時我還不知道，美國人是根據自己的個性選擇大學的。我所知所學的一切，都是來自週六上午的電視連續劇——放你一馬（*Saved by the Bell*）。節目裡從來沒有提到，充滿自由主義的學校裡不會有很多人喜歡在觀念狹隘的基督教小鎮裡長大的童年。事實上，他們會覺得你和你的信仰很可笑。有那麼整整一學期，他們把我的學校宿舍地址寄給全國的成功神學牧師。我打開信箱，裡面塞滿各種宣教物品，例如可以放在身體不適部位的靈性手帕、抹在前額的綠油、放進鞋子裡的假金幣、或其他可以放在枕頭底下的各種東西。成功神學鼓勵碰觸和用手握著聖物。

我開始臣服於在周遭放東西。托班在我的床邊釘了一個小書架，我可以躺在那裡，隨手拿書。我放了一些實際的東西，讓自己覺得有用——瓶裝水、輕的舉重鈴、一疊最新的美國宗教歷史書。其他物品都是我的朋友。兩個鍍金人像——一位是大天使麥克（Archangel Michael），另一位是保護癌症病人的義大利教士聖皮耶格林（St. Peregrine）——站在那裡看著我。一個老舊的相框裡，兩個相貌模糊的青少年對著鏡頭微笑。那是我和托班的第一張合照，我們當時不知為何，跳了起來。一個小小的木頭鋼琴音樂盒可以演奏好聽的音樂，裡面有舊的加拿大鈔票、失去光澤的項鍊、我祖父以前收集的光亮石頭。在一面大的黑色畫布上，手繪了我最喜歡的電視節目中那位女英雄的一句話：「我是自己的榜樣，真是奇怪。」我讓這些紀念品圍繞著我，可以隨時碰觸，提醒自己，我曾經是可以下床的凱特。

手術後，躺在床上，我試著復原，但是我睡不好。最糟的事情都在黑暗中發生。在醫院的時候，我學到了，醫生如果想要告訴你什麼事，他們會在早上四點鐘來告訴你。那個時候，他們剛開始巡視病房，而你還在睡覺。如果消息真的很糟，他們會派醫師袍最短的醫生來告訴你。醫師袍的長短可以顯示資歷深淺，袍子最長的代表最資深的領頭醫生，最短的代表資歷最淺，同時也是宇宙中最焦慮的新手醫生。當我第一次聽到自己能活多久時，是一位短袍醫生來告訴我的；很顯然地，在研究醫院裡，這是一個教學機會。如果病人遭遇的是他或她此生最糟糕的一刻，那麼就派實習醫生去。還好，我的短袍醫生來自加拿大。他坐下來，說了一大堆話，我只記得：「妳有百分之三十到百分之五十機會存活。」依據他們的定義，存活的意義是兩年的生命。我的腦子一片模糊且非常緩慢。我只能想著：「如果你要對我說這種話，你最好先握住我的手。」握住我的手，我一直想，還不要放棄我。

四周一切都在逼我放棄希望，讓我覺得活不過這一年。我去癌症診所檢查手術後的縫線，醫生助理走了進來。她溫暖地打了招呼，顯示至少在醫院環境裡，她自認為是一個善良的人。

「妳好嗎？」她一邊問一邊按了按我胃部的手術疤痕，我猛地吸一口氣，忍住疼痛。

「很困難。」我回答的同時也假裝在讀牆上的海報，免得自己哭出來。

她站起身，整理用具，說：「嗯，妳越早習慣自己要死了越好。」我瞪著她。她在房間轉了一圈，出去了，去照顧下一位倒楣的病患。我站起身，走出癌症診所，在大門旁邊的木頭長椅上癱軟坐下。

之後，我遇到一位和我有同樣癌症及人生的女士——有丈夫和幼兒——她說出我當時在想的話：

「我不是還站在這裡，抓著我的皮包嗎？」

「我不是還去店裡買今天晚餐的食材嗎？」

我還是真實的，不是嗎？

手術結束後，醫院讓我看一下查克。那兩分鐘裡，他抬頭看著我，非常生氣，一直在哭，雙手舉得高高的。他沒有尖叫，但是他很生我的氣，因為我虛弱到無法將他抱起來。我心裡想的是，我不能離開你，讓你一個人。

我的心裡有一個執著：我是必須撐住的核心。我從小就相信這一點，以至於我沒有任何質疑，這已經接近本能反射了。人生就是會不穩定；但是，我是穩定的。

我的婆婆喜歡用彩色鐵絲做東西，她做了一個很甜美的作品，放在我的床邊。一條長鏈上掛了三顆心。一顆粉紅色，一顆藍色，一顆銀色：我、托班、查克。我一看到，立刻相信了這個關於愛的謊言。是的，這一切都繫在我身上。現在，一切都要崩壞了。

幾個星期後，朋友凱洛琳和我一起從醫院門診開車回家，經過學校的時候，她指著學校說：「這就是查克會念的小學嗎？」正常的問題，正常的聲音，但是我已經不知道這一切的意義是什麼了。

「我不知道，親愛的。我不知道我死了以後，托班和查克會不會繼續住在這裡，他們可能會住在加拿大。」

我的腦子飛到了馬尼托巴（Manitoba）門諾信徒第一個聚居地的西北方。在那裡，托班的祖父和叔叔有一個很漂亮的農場，泥土又黑又有養分，深到你可以挖座墳墓了。深到你可以挖座墳墓了。克特叔叔一提到這塊土地，總是隨意地說。他帶著一些德國腔，當他談到穀物，或是修理農場穀倉的時候，還帶著一點詩意。不遠處，是這個門諾社區埋在地下的歷史。一條舊的高速公路旁，有個壕溝，旁邊就是一群門諾教徒的墳墓。每次參加當地的觀光團，都包括這個墓園，而且導遊一定會提到這個地點以前是木造的德國學校，以及舊的門諾教堂。

這是一個偶然的美好，埋在壕溝旁，在兩個社群的記憶之間。如果你也想埋在這裡，你只需要打電話給溫克勒鎮（Winkler）上的艾比。他會挖一個墳給你，只要美金兩百五十元，而且還會負責維修，非常便宜。我只想告訴凱洛琳，我不知道查克將來會在哪裡，但是她可以在壕溝和玉米田之間找到我。但是我不能這樣說。我的腦子在兩條線之間來回跳躍。一條計劃是我會死，另一條計劃是我會活下來。我為兩個可能都做了準備。在一個漫長又安靜的時刻，我選好了幫我主持喪禮的牧師。

臣服是個看似基督徒的字眼，好像我正在放下自我，沉入上帝的臂膀。長老教會堅信上帝是一切美好事物的仁慈君王，他們會為了任何願意「臣服」的人流下喜悅的淚水。從長老教會的觀點而言，我是上帝恩典的被動載體。就像主日學畫的小羊一樣，我是基督肩膀上可愛的毛茸茸小動物。

對於成功神學的信徒，臣服聽起來像是戰敗。成功神學的書籍名稱包括《面對它！》（*Deal With it!*），提醒讀者：沒有什麼困難是上帝克服不了的，而你呢，無論男女，最好都繼續努力。沒有挫敗，只有計劃；沒有困難，只有性格的試煉。悲劇只是一個機會，因此獲得更大、更好的奇蹟。

我經常在想，成功神學永不放棄的精神是否創造了有韌性的信徒。大家會更快樂嗎？大家會更有勇氣，覺得自己不只是戰勝者，而且能受到保護，免於面對日常生活的困難嗎？我無法回答。我只知道，一個快樂的人看起來像是成功掌握了別人承受不了的一切。

在醫院裡，我總是可以從桌面看出誰是成功神學信徒。他們的儀器上總是貼了貼紙，上面寫著正向格言（「你無法改變過去，但是你可以改變未來！」）或聖經金句（「我可以通過基督做任何事情。基督讓我強壯！」）。護士則比較難以判斷，但是如果我說了什麼負面的話，有些護士會像牧師那樣回話。

一位護士一面抽血一面對我說：「就像他們說的，妳必須接受並且面對它。我知道一切都會好好的！」

控制是毒品。成功神學保證我們可以用言語和態度控制未來，無論我們相不相信，我們都對「控制」上癮了。我幾乎無法對自己承認，除了臣服之外，我其實沒有什麼選擇。我身邊的人也無法承認。我嫂嫂鼓勵我繼續加油，我可以在她的聲音裡聽到；我可以在學術圈朋友的眼睛裡看到，他們就像學者會做的那樣，在網路上瘋狂搜尋如何解決我的問題。他們會問：「癥狀何時開始的？是家族遺傳嗎？」他們的關心裡，埋藏著沒說出口的話：我能夠控制它嗎？

一位朋友的朋友帶著大量的甘藍菜來看我，在廚房忙進忙出的教我如何運用甘藍菜的治療效果。我看得出來，她盡了全力，但是我倚著料理台，止痛藥讓我迷迷糊糊的，無法專心聽她說話。朋友一直寄給我綠色飲料和藜麥沙拉的食譜，還有人直接寄草藥來。他們都在說：試一試這個，就試一試吧。妳可以靠著食療痊癒的。

托班看到我吃一大塊蓬鬆的米果，和我大吵一架。我難道不知道糖會致癌嗎？他甚至不相信食物導致我的癌症，但是這一大堆關於營養的看法讓他升起了有毒的希望。或許我可以痊癒。

不孕和手臂麻痺應該教會我如何臣服了，讓我了解，我其實很難控制我的快樂。但是，我從無助中學到的卻是更下定決心，要在廢墟中盡力拯救些什麼。如果物理治療師說：「做一下。」我就做兩下。如果醫生說：「四天之後可以出院。」我就努力在三天後出院。我希望自己可以說：「我就是這麼有毅力！」但其實不是。事實是，我根本不知道如何停下來。小時候，爸爸會唸希臘神話故事給我聽。我最愛的是驕傲的薛西弗斯（Sisyphus）。他受到神的責罰，一直推巨石上山，然後眼睜睜看著巨石又滾落山腳。他將永恆的學著，不是每一個負擔都可以扛得起來。是的，我覺得他什麼也沒學到。但是至少他一直嘗試。

我最好的兩位加拿大朋友陪我去做第一次化療，她們立刻為我們遇到的每一個人取了綽號。這就是好朋友會做的事。一位是快樂查德，一位是針線南西。有一位護士說了這段恐怖的話：「我注意過，做化療的人如果覺得累了，睡一下，就永遠醒⋯不⋯來⋯了。」她被稱為誇張夏娃。

如果我不睡一下，如果我不抱怨，痛的時候，如果我不用力吸氣，如果我把現實隱藏起來，或許我沒有生病，所以我繼續全天工作。無論發生什麼事情，我都每天六點半起床，才不會錯過和兒子相處的時間。某種藥物讓我的手腳麻木，我停止服用，因為我想要有感覺。我的朋友群起抗議干預。什麼時候我才能學會臣服？

阿維拉（Avila）的聖泰瑞莎（St. Teresa）曾說：「我們只能學著瞭解自己，並且盡力。放下我們的意志，執行上帝的旨意。」對於不是成功神學的基督徒而言，臣服是一項美德。聖人的話裡充滿了「放下」的聖言，將自己交付給上帝的旨意。美國文化和大眾心理卻都與此背道而行。永遠不放棄你的夢想！一直敲門，門就要開了！正面思考！保證改善自己！整個勵志演講的圈子都假設你可以擁有你想要的一切，你可以成為你想要的樣子。做，就對了。

看到成功神學信徒臉上帶著微笑，度過每天的掙扎，有時候我真想鼓掌。他們面對著不可能，喜悅地堅持上帝一定有辦法。他們乖乖的在生病的身體上塗抹奇蹟油膏。他們捐給教會大筆金錢，期待奇蹟出現。他們頑固地離開醫院病床，宣稱自己已經痊癒。偶爾，確實有用。

他們對於自我控制上癮了。我也是。

第六章

耶誕歡呼

基督降臨（譯註：Advent是在聖誕節前，大約一個月的時間。每個教會的計算方式不同，日數每年會有一點不一樣，基本上是十一月底到十二月初之間開始，一直到聖誕節那一天）前的漫長黎明即將到來，現在我們都得學會等待。聖誕節要來了，耶穌誕生，但是現在我們必須在黑暗中等待。

我的家庭是基督教信仰。我相信很多人會說他們也很愛過聖誕節，但是我必須說，他們只知其一，不知其二。我小時候，在十二月二十五日那天，我們吃飯、呼吸，然後睡覺。如果我們唱歌，就一定是唱聖誕歌曲。如果有任何吹氣膨脹的聖誕場景裝飾，我們一定買來放在前院，隨風飄動。在炎熱的七月下午，漫長的車程途中，如果車子暫時停了下來，一定是因為我爸爸要換個方式說：「誰是妳最愛的智者？」多年前，我爸爸開始幫團體寫關於聖誕節知識的問答題，後來慢慢累積成了一本關於聖誕老人與聖誕節爭議的書，他還寫了一本關於全世界聖誕節習俗的書。他總共花了十年寫這些書，以「學術研究」的藉口，買了大約六百個聖誕樹吊飾。我們家最愛的就是在加拿大簡陋的小屋裡過雪白的聖誕節，院子裡都是充氣的巨大聖誕人物—這種東西通常只會出現在汽車販售店外面。

今年，我需要聖誕節，但不是一般的聖誕節。我需要奇蹟，比上帝變成小寶寶再小一點的奇蹟，但是要比杜克醫院的醫生一直說的「緩和醫療」（Palliative）再大一點的奇蹟。

「緩和醫生」（Dr.Palliative）在一次門診中提到，有幾項變數可能改變我的療程。百分之九十的末期結腸癌患者會接受化療，提高其五年存活率。另外還有兩項選擇：我可能會像百分之七的患者，身體有某種異常特質，癌細胞會擴散得太快而無法控制及治療，這等於是死亡判決。或者我屬於剩下的百分之三，身體的異常特質不太一樣，反而可能有新的治療方法。他們會在幾個星期後打電話來讓我知道，我是屬於哪一種。

「所以，我是可能存活，也可能立即死亡，或擁有某種奇蹟癌症，可以有某種特殊治療？」我問道。

「大概就是這個意思。」

我說：「好。」他們已經抽了血，現在我只必須等待結果。過了幾天，他們打電話來了，但是我就像個正常人似的，忙到沒有注意電話留言錄音。一週後，我才得到消息。我坐在戶外，裹著毯子，聽我的電話留言。

「嗨，這裡是癌症中心。妳的結果出來了。醫生要我告訴妳，妳得的是奇蹟癌症，他說妳會懂得這是什麼意思。」我僵住了。然後我再聽一遍，再聽一遍。我開始大叫。

「我得的是奇蹟癌症！我得的是奇蹟癌症！」

托班跑出屋子，我窩進他的懷裡哭了。我們都試著微笑，一臉疲憊，就像承受不住新希望的人一樣。

「我可能有一線希望。」我一面哭，一面說：「我可能有一線希望。」他緊緊的擁抱我，下巴放在我的頭上。然後他放開我，讓我唱倖存者樂團（Survivor）的「老虎之眼」（Eye of the Tiger），同時往空中不斷揮拳，這就是我的風格。

所謂的奇蹟癌症，就是指我的基因有一組複雜的修復功能失常。我其實聽不太懂。而這是我可以進入臨床試驗，使用尚未上市的實驗性藥物的門票。過幾個星期，在七小時車程之外的亞特蘭大（Atlanta）埃默里大學（Emory University）要開始一項實驗計劃。「不再說緩和醫生」（Dr. Now-Not-Saying-Palliative）將我的病歷送過去，開始申請參與實驗的手續。還不知道我會不會被接受之前，首先要看看我的健康保險是否給付。

聽到消息一小時之後，我開始打電話，慢慢穿過埃默里和杜克保險系統的層層客服人員。每個大學都有一堆人，習慣說「不」。或者，我開始懷疑他們其實是惡意的機器人，假冒人類，拒絕每一項保險給付的申請。我試了一切。我的主要健康保險不給付任何杜克大學之外的醫療支出。我太窮了，沒錢支付這一切。我不是美國人，不符合任何慈善計劃的協助。只要我能支付兩個月的醫療開銷，撐到一月，那時候我就可以有新的保險。但是無論我怎麼計算，也都需要花十萬美金以上。我知道，因為我讓他們詳細估價，連每一根針和每一次掃描都算進去了。

到了下午，我已經沒有可以打電話的對象了。如果沒有付款保證，實驗計劃不會接受我的申請。接下來的幾個星期，除非我籌到不可能的一大筆款項，否則根本無法參與實驗。奇蹟癌症帶來的希望全都煙消雲散了。打完最後一個電話，我摔下話筒，火冒三丈。我轉頭看著我的爸媽。手術之後，他們一直住在我這裡，試著照顧查克、讓冰箱裡一直有食物、帶我去醫院回診。

「別擔心，」爸爸放下書後說著：「我和你媽媽有十四萬流動資金可以運用。」一直到後來我才知道，我的家人——每一個人——通通解約了定存、申請房產二貸，把錢匯合在一起，以拯救我的生命。我存活的一線希望將使得整個家族破產。爸爸就像每次發生大事時一樣，保持了鎮定的表情和聲音。他把退休基金和存款都放在桌上，為女兒賭一個機會，任何機會。而我只看到，癌症把每個人搞得一團糟，把他們的每一分錢都掏空了；癌症要拿走一切。

「我不是正常人！」我大喊著。這句話並不合理，我不知道這句話的意思是什麼。我發現自己正在對著這個男人吼叫，我的心中充滿憤怒和尷尬。這個男人為了供我讀書，購買我的書籍、買給我喜歡的果汁，人生中的大半時光都在工作，我衝出了屋子。

冷風中，我在後院來回踱步，考慮一切。我自己付不起。沒錢就是沒錢，怎麼算都是沒錢。

我在長椅上坐下來，屈膝環抱於胸前。我有個可怕的預感，這一切結束之後——一旦所有可能的藥物都試過了——我的家庭將一無所有。我感到沉重的鐵塊掉落，壓垮一切。我了解這個重量，就像我了解兒子在我手臂睡著時的重量。我是造成書房桌上厚厚一大疊帳單、爸媽養老房子的二貸、他們的沉重步伐和微馱身影的理由。我的死亡將記錄在他們的支票簿上，他們不能去度假了、無眠的夜晚，他們週日上午將不再祈禱，因為需要祈禱的女兒已經不在了。我是他們死亡的女兒；我是他死亡的妻子；我是他死亡的母親；我是中斷的生命，阿門。

這將會是我第一次不在加拿大，不在我的教堂過聖誕節。這個晚上，不再上教堂做禮拜的遊子都會回來，彼此擁抱，一起像門諾信徒那樣用非常大聲的完美四部和音唱德語聖誕歌曲。我一直很喜愛唱「平安夜」（Silent Night）時的黑暗和燭光。我最愛的是當我看到麗茲以及佛爾德時那種回家的感覺。麗茲為我的學校舞會設計了一件薰衣草紫的綢緞禮服；我以前參加青少年過夜活動時，和朋友私下扮演耶穌被釘在十字架上，卻不小心弄斷了十字架，佛爾德則是不動聲響的幫我們修好。我從未告訴我的爸媽，感謝老天，佛爾德也沒有告狀。我期待跟夏洛特緊緊擁抱，她是我媽媽最要好的朋友。還有我以前的主日學老師卡蘿。每一年，她幫我穿上聖誕節演出的服裝，我都是演一頭羊。

幾年前的聖誕節，我隔著幾排位子，看到卡蘿。我過去伸手擁抱她，然後想起來，她最近才剛診斷出癌症。我不知道該說什麼，看著她微笑的臉，嘟噥著說我真抱歉。她平靜地看著我，說了我從未聽過任何人說的話。

她誠懇而直接地說：「我在那麼多美好的時刻認識基督，現在，我將更了解祂的痛苦。」

她是認真的。我無法想像我可以認真這樣說。當時是聖誕節，我忙著準備禮物、和朋友咖啡約會、參加家族聚餐。聖誕佈道進行到一半，夜色漸暗，音樂漸緩，我才開始希望聖誕精神降臨。天使在歌唱，智者在路上，所有教堂都準備迎接耶穌的誕生，但是我幾乎沒有注意到，我沒有特別要求上帝賜予什麼。伴隨著細胞不斷增生，化療藥物逐漸失效下，卡蘿一定希望被治癒，和丈夫多相處幾年，逃離逐漸靠近的死亡。但是她的祈禱並不是只為了得到拯救。在等待聖誕降臨的長夜裡，她不斷祈禱，最後對於一出生即命中注定死亡的嬰兒耶穌有了更深的認識。

托班鼓勵我十月就架起聖誕樹。我們用烤過的松果、常春藤枝條和金色掛飾裝飾家裡。每天早上第一件事，查克會衝出房間，揮舞著胖胖的手臂，堅持要看到我點亮聖誕樹上的燈。每一次他都會瘋狂的笑，像演員文森．普萊思（Vincent Price）那樣仰頭笑著：「哈！哈！哈！」這是我教他的，我不後悔我曾經這麼教他。然後他會拉一張厚重毯子到我身邊，一起蓋上毯子。他抬頭看我，臉上有大大的微笑。

上帝啊，我不要只是更了解祢。我想要拯救我的家庭。

我仍然坐在戶外長椅上，電話就在身邊。我寫了電子郵件給自己認識的兩位教授，他們和學校有些關係。我告訴他們，學校保險拒絕了我，我已經走投無路了。我的心裡一再想著同樣的思緒：我為我愛的人毀了一切。兩位教授都立即回信，簡短地寫著：「我會處理。」、「我來看看能做些什麼。」

他們對我的荒唐請求所做出的反應正是我最愛朋友之處。後來，其中一位告訴我，他跟自己說：「感謝上帝！我終於可以做些什麼了！」他們的愛有手、有腳、有動力。他們的愛可以做些什麼。

結果證明，他們可以為我改變現況。他們寫信給他們認識的每一個人。

之前，我無助地看著自己無法讓任何人跟我說話。現在，我無助地看著眾多電子信件湧入，包括許多名人，維基百科（Wikipedia）裡列名的人、建築物上面寫著他們名字的人。這兩位教授知道要找什麼人，而且有力量作出影響。他們跟學校各層單位聯絡。二十四小時內，從女王階層到清潔工階層的人都給我各種保證，說我從此不會有問題了。我的家人得救了，我可能得救了。我鑽過了系統的縫隙，找到陽光，雖然我幾乎沒有做任何事情。一切都被處理好了。

當上帝站在你這邊時，成功神學有個詞彙形容這種感覺：恩典（favor）。教會佈道時，如果有人站起來說，他的老闆把公司的車子交給他，還給他油錢，讓他去看生病的父親，信眾就會大喊：「恩典！恩典！」當一個女人告訴朋友，有很多人競標她想買的那棟房子，但是她得標了，她的朋友會歡呼：「恩典！」你吹著順風。教會的人會說，這是上帝在每一個轉角準備的恩典和保護。教會外的人會說這是運氣；也有人可能會說：「我不是正常人。」

保險沒問題之後，臨床試驗的人要我去參加初級篩檢。我稱之為試鏡。他們要抽血、做一些檢驗，看我是否符合資格可以參加試驗。我的傷口還在流血，我很擔心自己會因此不符合資格。我試著隱瞞這件事。但是有一天，我不得不承認自己狀況不好。夜很深了，托班開車帶我去急診室。一位好心的醫生讓我跳過好幾小時的等待，帶我們進入一間如更衣室大小的空房間，裡頭有閃爍的日光燈，一張椅子，沒有任何醫療物品。他幫了我一個大忙，沒有預約也願意看診，在他要我掀起襯衫，檢查我的狀況前，還必須到處找他需要的醫療器材。很噁心，我的傷口已經感染了，我們都知道。我盡力說些輕鬆的話，表現我的感激。對於治療過程，我完全不抱怨，但是我痛到眼淚都飆出來了。很像有人要用手從葡萄裡擠出葡萄酒來，聲音聽起來如同

「噗哧、噗哧、噗哧」。托班忍不住作嘔。我試著愉快地四處張望，聊著世界新聞。當醫生停手時，看起來就像是謀殺現場。不知道為什麼，我覺得整件事很好笑。一旦托班不再往手心裡乾嘔，我決定把這件事放在「事後覺得很好玩」的項目中。

離開的那個早上，我的神經很緊張。我醒來，盡量安靜地包紮傷口，然後下樓去把我的小小人抱出嬰兒床。我打磨咖啡豆，查克和我大聲吼叫，試圖蓋過機器的噪音。我們每天都這樣，我覺得我們越來越行了。我很不願意離開他，去做幾天的測試。一切都如此甜美，這份愛讓我離不開他。爸爸和我打包行李，和大家道別，並且答應大家會在每一處地標停下來，傳簡訊給大家，報告現況。

癌症診所試著呈現鼓勵的氣氛，我們可以為他們鼓掌。但是大體而言，只是年輕志工在大廳鋼琴上彈著背景音樂，然後有人大聲喊：「史密斯先生！輪到你抽血了！」我聽到穿堂有人在彈豎琴，我立刻轉頭對我父親說：「情況真的這麼糟嗎？」

病人臉色蒼白、身體水腫，頭靠在座位邊緣，或是家人的瘦弱肩膀上。叫名字時，每個人都會抬頭看，暫時活了過來。到處都是輪椅，和綁著鮮艷頭巾、滿臉皺紋的禿頭女人。有人在壁畫前面咳血。壁畫上寫著：「笑是最好的良藥！」主啊，我希望不是。

我遇到的每個人都很善良、有效率。我試著接受一切，好像是上班第一天。我告訴自己，抽血的瘀青終會消失。掃描沒那麼糟糕，因為我要技師山姆告訴我他的生命故事。他注射顯影劑時，我說：「從一開始說，什麼都不要忽略。」他很認真地說，當我離開房間時，他才剛出生呢。

然後就沒有事情可做了。醫生會檢查結果，讓我知道我是否合格。當我們離開，走過癌症診所的招牌時，我停下腳步，把手機遞給爸爸。

「爸，拍一張照片。我參加實驗之後，大家會希望看到此刻的我。」

我高舉著手，像在敬禮，臉上掛著大大的微笑。即使是亞特蘭大，此時也開始讓人感到寒意。我意識到，這是秋天了，而我可能不會再看到下一個夏天。我咬緊牙根，笑得更大。爸爸照了幾張相片後，我們安靜地走到車旁，然後爸爸打破寂靜，問我最愛聖誕節的什麼。我感覺到心裡的話語成形：誰正為她乞求上帝的事物照相呢？

在黑暗的車裡，回家的路上，回到我的家庭和熟睡的小寶寶身邊，我不禁想到照片裡的人，假裝她不在死亡邊緣。她的愉悅；她陽光般的臉書文章，充滿正向思考，以及溫和的嘲諷。這真的是我嗎？

「**我不是個正常人！**」我對自己、對父親、對上帝喊道。雖然我沒有靠自己解決保險的問題，也沒有創造「奇蹟癌症」，但是我仍然相信，我可以拯救自己。對我的親友而言，我用聽起來充滿信念的歡樂，為真相包裹上糖衣。

我的胃底有一種原始的哀傷，難以言喻。我試著專注於我無法控制的小事上。我看著肚子上交叉的疤痕，覺得噁心。我討厭用手指梳過頭髮，因為我會感覺到頭皮輕輕的被扯動，一小撮的頭髮掉入我的手中。我走過健身房，看到女人正在做運動，感覺自己像是剛剛迫降到快樂健康星球上的外星人。我知道無論如何我都會進行化療，他們告訴我，我會在腰間上綁著一大袋液態化療藥物，藥物透過巨大針頭進入靠近心臟的地方。不可置信地，腰包又要成為時尚了。我需要揹著背包，裡面都是我的醫療用品。我身上簡直是一個又一個的包包。

「有些女人會裝飾一下。」一位年紀較大的護士好意地說。

我看了一眼這些袋子，並說：「是啊，確實需要許多晶鑽，寫著『受祝福的！』……之類的字。」

護士說：「之類的字。」我們安靜地同意，這一切都很可笑。

開始化療後，我試著隱藏各種醜陋。我把漂亮的自拍放在臉書上，給我的化療袋子取名「吉米」。我在癌症診所兩次看到前總統吉米・卡特（Jimmy Carter）去看診。他跟大家說，我們會發展出一輩子的友誼。大家都知道凱特得了癌症，也了解吉米・卡特的一生。大家可以有個問候的目標。沒有人會說：「所以…你得了癌症。」他們會說：「所以，吉米過得如何？」我受不了人家可能看穿我——他們可能發現，我只是另一個疲倦的癌症病患，感到絕望，並且幻想光是靠著自己的意志力就可以造成改變。

在我研究多年的成功神學教堂裡，信眾用無限的正向態度對付痛苦。一位唱詩班的人鼻子塞住了，無法唱出高音，其他人對她吼著各種鼓勵的話。一個女人癱軟在座位上，旁邊的人開始跟著「看看上帝做了多少事工」（Look What the Lord Has Done）的旋律唱出她有多少進展。一位長者傳達主日學訊息的方式是歡樂地模仿一位瘸腿的人，開心地喊著他已經痊癒。他會一路跛行，懷著堅毅的信念，走進上帝的恩典。

當我想到剛毅的決心，就想到我懷孕七個月時，站在孕婦教育課程的停車場，忽然感到驚惶。那時候，胎兒已經很大了，想到胎兒將從我身體裡冒出來，完全讓我嚇傻了。我衝出教室，不想在一群非常時尚的孕婦眼前情緒失控。這時，托班對我說了一段很棒的話。回想起來，他的話很像莎士比亞《亨利五世》（*Henry V*）裡的吶喊（「我們這幾個人！快樂的幾個人！」），不過他說的是：「看看她們！」（他戲劇性地指著窗戶裡上課的女人）「她們之中有任何人看起來能夠生出巨大的嬰兒嗎？這些小小的無用的人？剛剛才有一個人要求過濾水呢。凱特，過濾水！」我開始笑了，這表示我又可以呼吸了。「妳現在回去，學習如何生出──這個寶寶！」我們走回教室，托班安靜的敲出電影《烈火戰車》（*Chariots of Fire*）的主題曲。

我一向很愉快。但是，保持正向已經成為一個負擔了。當我等待基督降臨到來前，在黑暗中，我決定拯救自己，扛起了這個負擔。

一週後，我接到埃默里大學告知我合格得以參加臨床試驗的電話。爸媽大喊大叫地跳起來，托班抱著查克轉圈圈，好像遊樂場的旋轉木馬。

我對爸爸說：「你看吧？我不是正常人。」

他伸手擁抱我，溫柔地說：「妳不是，妳是超級英雄。但是我寧願妳不需要當超級英雄。」

第七章

確定

埃默里大學的治療十月底開始。大部份時間我感覺很累，但我還是決心擠出任何空檔的時間來做記錄。我開始寫。在病床上、在化療椅子上、在候診室，我試著在萬事皆有因的世界裡，寫一些關於死亡的文字。只要一感到哀傷，我就寫下來。然後，因為感染了死亡的急迫性，我根本不去想是否寫得夠好，所以我很快地寄給紐約時報。一位編輯看到了，把我的文章放在週日版的頭條。幾百萬的人讀了；幾千人分享了這篇文章，並開始寫信給我。大部分的人一開頭就寫：「我害怕。」我也怕，我也怕。

一位年輕男人寫道：「我害怕失去我的父母。我知道我很快會失去他們，我受不了這個想法。」一位來自阿肯色州（Arkansas）的父親寫道：「我為兒子害怕。他四十四歲，得了腦癌。幾年前，他的雙胞胎兄弟也因為同樣的病過世。這讓事情更糟糕了。」這些信訴說著分離之前無法訴說的愛。不要走，不要走，你是我生命裡的錨。

感覺像是天塌了，一直不停地流血。數百封的信件、照片和影片湧入我家裡和學校的信箱。一位母親寫道兒子年紀輕輕死於肺癌；他從不抽菸。一位護士得了第四期癌症，已經存活了十年，但是她的丈夫有一天突然死於腦出血。一位中年婦女埋葬了她的兒子。他欠著債，原本可以救命的醫院拒絕治療他。他過世九天後，保險公司寄來一張支票。

陌生人傾訴著不同階段的憤怒，沮喪與憂鬱像霧一般地籠罩一切。一位年輕人寫道：「我想，我希望上帝會賦予這一切一些意義。但並沒有。」空虛像個無底洞，無情的現實顯示，有些人確實有權利看著我的眼睛說：「妳很幸運。」一位年輕女性溫柔地說，癌症奪去了她的生有能力。幾個月後，她遇見了真愛。如果她能夠復原，即使只是一點點，都會試著收養小孩。「抱緊妳的兒子，妳很幸運能夠擁有他。」很多人都拒絕承認，也有很多人在跟上帝打商量。「我本來是無神論者，但是我放棄了，我乞求上帝把我兒子的癌症轉移給我。」我唸這封信給我父親聽，他正坐在我家客廳寬大的皮椅裡，拿著Kindle（電子書閱讀器），距離他的眼鏡兩英寸。

他沉思地說：「噢，我也這樣祈禱了幾百次。『拜託，上帝，為什麼不是我？』」我挪過去，把頭放在他的膝蓋上。

「爸，這是我聽過最善良、最哀傷的話了。」我們之間有一陣子溫柔的靜默。我想像我們兩個都在想著，我們有多麼愛著彼此。然後爸爸開始說話。

「然後我想起，在妳這個年紀的莫札特也難逃一死……所以……」他的雙手張開，衡量手中無形的重物。「所以，妳知道的。」我開始大笑。

「他的死因是什麼？」

「我想是瘟疫吧。」

「噢，天啊。」

「是啊，上帝愛妳，至少像祂愛莫札特一樣多。」

「讓我們再度安靜地彼此相愛吧。」

許多信基本上開頭都是這樣說：「妳認為妳很倒楣嗎？聽聽這個！」然後說了一大堆的抱怨。是的，得到第四期癌症確實很倒楣。最奇怪的是，這些信多半是年紀大的人寫的。一位名為楚迪的女人，七十三歲了，寫信來說，比起發現自己是領養的，得了癌症其實不算什麼。好吧，難道二者不能並列很糟糕嗎?世界上的痛苦被測量排序,有些人覺得只能一小匙、一小匙的付出慈悲。

我無法理解的是,有些人寫信來告訴我,抱歉,他們的人生太棒了。我接到長長的信,細數自己的各項成就與深深的滿足。一位年長牧師說:「我每一天都覺得更年輕了!」

也有許多人像家人般地寫信給我。「身為父親,我感到非常抱歉。」「我是一位母親,但願我現在可以擁抱妳。」他們想要安慰我,但是經驗告訴他們,人生本來就不公平。「我希望妳知道,我為妳祈禱,我很高興妳有信仰。很抱歉我們必須像雅各(Jacob)那樣說:『雖然祂殺害我,我仍然信任祂。』」是的,是的,是的。我仍然信任祂。我不再知道「信任」的意思是什麼了,但是有時候我覺得有點像是愛。

我已經接受治療五個月了，現在是復活節前的星期日。我們去教堂時，兒童主日學關閉著，我們必須帶著兩歲大的兒子去參加禮拜。教堂裡都是小孩子，他們轉圈圈、爬到彼此的身上，但最多的是他們用棕櫚葉打來打去。基督教中，棕櫚葉代表曾經流血犧牲的烈士聖人。其實。每次復活節前的星期日禮拜，根本看不到什麼烈士，除了每個孩子都差點被棕櫚葉打到眼球。疲倦的志工仍然保持微笑，拿了一片棕櫚葉給我兒子。他很開心。

忽然，管風琴的音樂響起，門打開了，遊行隊伍開始了。就像任何兒童節目一樣，遊行的場面既可笑又可愛。有些孩子到了自己爸媽的位子旁就拒絕再走了，有些孩子則是往前衝；有三個孩子開始哭了起來，大部份的小孩則在努力打弟弟的眼睛。查克看著，一動也不動。我知道他看到的是什麼。他的小小世界裡沒有圓拱形的天花板，沒有溫暖的木頭柱子以及一個又一個的彩繪玻璃窗戶。他的一隻手臂抱著我的脖子，另一隻手到處指著，藍眼睛掃描整個房間。我們走到前面，每個人都微笑著，在房間裡繞行。我們受到青春光芒的影響，沒有人看著詩歌本，整個房間裡充滿了自在的歌聲。

我抱著查克，像一隻得獎的羊羔，我看到托班的眼睛，我知道他在努力不哭出來。我們在想著同樣的事情：這是其中一個時刻嗎？他將一個人回想今天的一切嗎？我把查克抱得更高一點，讓他可以在空中搖晃他的棕櫚葉。當幾滴眼淚流下臉頰時，我試著微笑。我知道這一天在上帝眼中代表什麼。耶穌騎著驢子進入耶路撒冷，人民在空中揮舞手臂，把破舊外衣丟在地上，讓這位神子走向死亡。這是慶典，也是喪禮。我抱著查克，十五天後將再次接受掃描，我真希望我知道慶典與喪禮的差別。

我的信箱充滿陌生人提供的答案。大家給我答案，就像他們把沿路摘下的野花送給了我。有幾個人要我在心靈上接納死亡。一位印度婦女說：「我們以不同的生命體經過了幾百萬次的出生與死亡。別擔心，這個生命將結束，妳的靈魂會進入下一步。」他們寫到，世界充滿痛苦，像是一個充滿雜草的花園，我們只能盡力照顧。

但我遇到的大多數人都希望我更加確定。他們要我知道，毫無疑問的，這一切一定有某種隱藏的邏輯。我在醫院裡的時候，一位鄰居來敲我家的門，告訴我的丈夫，一切發生，必有其意義。

我丈夫說：「我想聽聽看。」

「什麼？」她嚇了一跳地說。

「我想知道我太太為什麼要死了。」他用他那種又甜又酸的方式說，有效地結束了這段對話。鄰居嘟囔了一些話，把烤什錦蔬菜交給他。

基督徒要我告訴他們，我的癌症是計劃的一部分。有幾封信甚至說，上帝的計劃是讓我得到癌症，所以我才可以寫出紐約時報那篇文章，以幫助別人。這些人試圖用循環論證解釋生命。如果你的臨終能夠啓發別人，那麼，你的生命計劃就是成為別人的模範。如果你不能夠啓發別人，而是一路尖叫踢腿地抗議，那麼，計劃就是你將發現某種重要的神聖道理。無論如何，你都要學著接受上帝的計劃。

在這種時候——我覺得每個人都在注意我，看著我的進展，以及我對福音的態度——我的心中充滿恐懼。當我聽到消息——如果掃描有了結果，癌症專家說我日子無多了——我會尖叫，還是安靜地坐著？我會感到平靜，還是會大哭大鬧？上帝啊，祢會讓我成為笑柄嗎？

如果一切都是隨機發生的呢？一位放棄信仰，轉向科學的女人寫信來說：「我發現，相信宇宙是隨機的，比較能夠安慰我。如此一來，我所相信的上帝就不那麼殘酷了。」對於許多人而言，這是個痛苦的結論。他們遇到悲劇，檢驗了各種細節，發現根本沒有任何證據指出上帝在場。世界充滿了祈求孩子能夠活下來的父母，但是除了靜默，他們聽不到任何訊息。從此以後，教堂的「上帝仁慈」歌聲聽在他們耳中，會像是錫罐刮出來的噪音。一位因為疾病失去所有孩子的父親說，這只有一個合理的結論：根本沒有人在聽。

春天試圖讓萬物甦醒，但是我的世界卻越來越黑暗。化療藥物劑量變得非常高，導致我的腳很痛。我牙關緊閉，對於冰冷過度敏感。每次碰到冰冷的食物，就像觸電一般。我一直忘記這個副作用，托班不得不在冰箱門上放了一張饒舌樂手 MC Hammer 的照片，上面寫著：「女孩，妳不可以碰冰箱。」我越來越難記住，副作用和死亡不同。昨天，我的腳趾甲掉在襪子裡。我第一個想到的是，如果我告訴大家，他們會害怕。我保持強而有力的聲音，但卻覺得自己像玻璃一樣脆弱。

「妳為什麼要死了？」一位愛達荷州（Idaho）的男人在信上寫道：「有些人會認為上帝很殘忍，讓妳這麼年輕就死掉。但是答案既簡單也很清楚。上帝是正義的，才會讓妳死掉。這是妳的罪惡造成的結果。」接到這封信時，我坐在醫院候診室，一位女病患咳出血來，滴在她的白毛衣上，她往後靠回椅子裡。我們都是受詛咒的人。

朋友裘蒂坐在我的辦公室裡，用手握著頭。她的母親得了腦癌，正在步向死亡。她累壞了。死亡可以讓人很疲倦。

我說：「我相信妳一定覺得很幸運，至少妳有那麼多時間和她相處。」

她突然抬頭看我，立即抓住了我的情緒。

「是啊，多麼幸運，」她的聲音顯示，對於說這種話的人，謀殺是一個合理的選項。「大家一直告訴我，我有多麼幸運。」

我放下嘲諷，把手放在她的肩膀上。

「親愛的，我真抱歉。但願我再也不要聽到『至少』兩字。至少我在一個最棒的醫療機構。至少我在嘗試新的藥物。昨天，我才發現保險出了錯，他們把帳單寄給討債公司了。討債公司。」我們看著彼此，像是划槳划得累壞了的人一樣。「猜猜看有人說了什麼？」

她說：「不！」

「要的。他們說：『至少妳有經濟資源和人脈來處理這個問題。』」

她吹了一聲口哨。

「為什麼大家都想要教訓我們？」她問。光是想到這一點，就令人感覺厭煩。

大家想要教我三個生命課題。老實說，有時候，這些教訓比癌症本身還糟糕。第一個課題是我不應該大驚小怪，比起許多事情來說，死亡其實沒有那麼大不了。我稱這些人為極簡派（Minimizers）。這些人會提醒我，死亡不是終點。「其實我們是在『這裡』或『那裡』都無所謂，都一樣。」一位年紀很輕的女人這麼寫，還用了很多祈禱的手的圖案。很多基督徒喜歡提醒我，天堂才是我真正的家。我很想問他們，要不要先我一步回家呢？或許現在就回去吧？無神論者也好不到哪裡去，要求我立即放棄找尋意義。有一個人寫信來說，上帝是無法預測的，信仰讓我變成上帝的人質了。我應該放棄猜測——那些可笑的神學論證——明白我們都活在一個不在乎我們的、中立的宇宙中。這些訊息其實一樣：不要再抱怨了，接受現實吧。

一位女性寫到：「我們無法總是得到我們想要的。」好像我是在要求吃甜點似的。這讓我想到，當我研究成功神學時，會眾經常責怪我抱怨太多。他們那些無所不在、不間斷的負面語言之多，我只感覺到了強烈的反抗。我去了一個特別閃亮的大教會，他們把每一樣東西都鍍上了金色。地上架了一個特大的木製十字架，信徒可以把祈願寫下來，釘在十字架上。我去釘我的祈願時，看到有人已經在正中間釘了一個祈願：「我祈禱這個教會能夠省下金色獅子的錢，將更多錢花在員工福利上。」

第二個生命課題來自好為人師的人們。他們的重點是，這個經驗是在教育我的身心靈。一位男士寫道：「我想，這是對於妳信仰的終極測驗。」他希望我能夠接受上帝的旨意。信尾他是這麼說的：「總之，我會為妳的臣服而祈禱，同時祈禱妳若死掉，痛苦能夠減至最低。」印地安納州（Indiana）的喬，謝啦！有時，我希望這些自以為是的傢伙，當他們面對死亡時都能寄一封信給我，而我會寄一張可愛貓咪的明信片給他，寫著：「堅持下去！」

一位男士有話直說：「我希望妳的經驗會像約伯（Job）一樣。」我簡直無法想到更糟糕的祝福了。上帝讓撒旦剝奪了約伯的一切，包括他的孩子的性命。我需要失去更多，才能了解上帝的個性嗎？有些人則是寄來簡單無偽的結論。一位年輕男士的家人一個又一個因病過世了，他寫著：「嗯……是啊，我每一天都問：『搞什麼鬼？』」在這種時刻，我特別愛這種人。

最難的生命課題來自凡事都有答案的人。他們對我感到失望，為什麼我還不能拯救自己？愛達荷州（Idaho）的珍說：「繼續微笑！妳的態度決定了妳的命運！」我立刻因為這個處方而感到精疲力竭了。

因為我在成功神學上的背景，我收到幾百封成功神學信徒的信。成功神學的理論注重解決問題，有些人因此無法哀悼自己的不幸。一位奈及利亞女性在辦公室的每週聚會裡，坐著聽大家鼓勵她「經由信仰說話」，但是她真正想說的是，辦公室外面的街上，有許多棄嬰屍體被放在黑色垃圾袋裡丟掉。一位年輕父親必須幫腦死的孩子拔管，他的家族深信成功神學的理論，責怪他為何無法防止孩子死掉，他的心裡從此埋下了苦澀的種子。我聽到許多類似的故事，哀傷的父母被迫保持臉上的微笑。

完全確定的邏輯中總是有一絲殘酷。寫信來的人並不只是想給我什麼。他們總是想幫我的人生做總結，或是尋找線索，或是尋找答案，最後都會達到某種判決。問題是，我並不在法庭上接受審判。

真正說到我心裡的信不會討論我們為何死亡，而是誰會在那裡。當你害怕死期將近時，你是一個人獨自承受嗎？

一位男士寫到他和家人被挾持的經驗。入侵者用槍指著孩子的鼻子，威脅著說要強暴他的妻子和女兒，他感到無助。他無法解釋，但是他同時也感受到上帝在場。他無法解釋是誰讓繩索鬆開，讓他和家人毫髮無傷的逃走。他永遠無法理解為何他存活了下來，第二天卻發現他的鄰居吊死在院子裡。他不試圖解釋為何有些人被救，有些被吊死。他懷疑上帝會要求他用良好行為來做「償還」（redeems）。但是他知道上帝在場，因為他感到平靜，無法形容的平靜，從此改變了他。他最後聳聳肩說：「我完全不知道這一切如何運作，但是我願祝當妳向前邁進時也能有同樣感受。」

他這會兒的描述和我在報紙上讀到的瀕死經驗研究基金會（Near Death Experience Research Foundation）報告相似。是的，世界上確實有人在研究瀕死經驗。研究者訪談了幾千位幾乎死掉——各種狀況，包括交通意外、生產、企圖自殺等等——的人，許多人都描述了同樣的奇怪現象：愛。這篇文章讓我想起以前的一次經驗，否則我也不會注意到它。我很不喜歡跟人提起這個經驗，太奇怪了，而且無法解釋為何我知道是真的——當我確定自己要死了的時候，我沒有感覺到憤怒。我感覺到愛。

剛剛得到診斷的那幾天，我在醫院裡，看不到我的兒子，無法下床，不確定自己是否能活過這一年；但是我覺得自己發現了信仰的祕密。即使在清醒的時刻裡，我也無法解釋我的感覺，太困難了。我一直說同樣的話：「我不要回到以前，我不要回到以前。」

在這個時刻，我理應覺得被上帝拋棄了，但是我沒有，我覺得自己在飄浮。眾多像忙碌的工蜂一般圍繞著我的人們，帶卡片、花、溫暖的襪子和繡了鼓勵字眼的拼布被子來看我。他們像牧師似的來看我，看起來就像耶穌本身。我飄浮在愛與祈禱中。

當他們坐在我身邊，握著我的手，我的痛苦似乎開始讓我看到了別人的痛苦，他們像我一樣，世界崩頹，夢想破碎。他們原本以為自己有資格享受幸福，計畫著自己都還沒有意識到的計劃。

那種感覺停留了好幾個月。事實上，我已經習慣了漂浮的感覺，一想到可能會失去這種感覺，心裡會感到慌張。我開始詢問朋友、神學家、歷史學者、我認識的牧師、我喜歡的修女：「這種感覺一旦消失，我要怎麼辨？」他們完全知道我在說什麼。他們或是自己體驗過，或是在偉大的基督教神學理論裡讀到過。羅馬神學家聖奧古斯丁（St. Augustine）稱之為「甜蜜點」（the sweetness）。歐洲中世紀哲學家托馬斯・阿奎那（Thomas Aquinas）將這種神秘稱為「預言之光」（the prophetic light）。他們都說，是的，終會消失。這種感覺會消失，上帝臨在的感覺會消失。我們無法具體證明上帝存在，也不知道如何讓祂重新出現。

但是這些人提供了我一點點的確定性，我抓住不放。他們說，當感覺像潮水一樣逐漸消失之後，還是會留下銘記，我將從此有了自動現身的上帝印記。

這無法證明任何事情，也無需吹噓，它就是一個禮物。我無法倚賴我自己的神聖健康（Divine Health）「五步計劃」（Five-Step Plan）回覆幾千封信以及各種各樣的偏方。他們都保證有成效。我猜，我就像那位寫信給我的男士一樣。他曾經親眼看到一個朋友吊死在樹上，在同樣的那個黑暗的夜裡，他感覺到了上帝的存在。**是的，那就是我相信的上帝。**

我無法理解美妙的事情和糟糕的事情、喜劇和悲劇一直不斷發生，影響著世界。但是我開始相信，相反的事情並不會消除彼此。我在癌症診所候診室看到一位中年女性，手臂擁著兒子脆弱的身體。她緊緊擁抱他，他害羞地低頭看著母親。過一會兒，他笑了，成為母親永恆的愛的俘虜。無論病況如何，他們之間仍有喜悅。我看著他們，癌症的恐怖使一切都有了鮮明的色彩。我再三地想：生命是如此美好，生命也是如此艱難。

信件逐漸減少，但是每天至少還有一封。今天，我的學校信箱裡收到一本書，保證我可以和過世的親人溝通。對方還附上一張寫著聖經金句的卡片，要我一再地大聲朗讀，成為上帝力量更好的管道。一個成功神學教會的牧師寄給我一個大信封，裡面裝了一張很大的標語：首先要尋找上帝的國度，然後一切都將降臨在你身上。我忍不住想，這句話有點消極的攻擊性，但是我感激他帶來的訊息。他要我執行一系列的技巧，只要我肯試一試，一定會改善我的健康。

我想，這就是偏方的問題所在了。偏方適合任何人，所有的人，沒有特定對象。但人是獨特的。小時候每當我要走到校車站牌時，都必須穿過一片積雪的空地。爸媽為我穿上雪褲和長筒保暖靴，幫助我在零下四十度的天氣裡還能保持溫暖。我很會划獨木舟，但是我從未學會放開雙手騎腳踏車。我看過極光，有極光的夜晚，爸媽總是叫醒大家起來看。我愛聞苜蓿草和甘菊的味道，妹妹和我上完游泳課之後，回家的路上總是會採來玩。小時候，下過大雨之後，我會騎著腳踏車到處拯救快要淹死的昆蟲。頭髮是我最喜歡自己的一部份，雖然我的髮量很多，重到沒辦法綁成馬尾。我一直不會路邊停車。沒有人是一樣的，每一天都是無數的細節累積而成——小小的事情、笑話、闖禍和關係。我的問題不可能靠著適合任何人的偏方——那些陳腔濫調——就能解決，因為我根本不是任何人。上帝或許是普世的，但我不是。我是托班的妻子、查克的母親、凱倫和傑瑞的女兒。我在這裡，一個穿著恐龍睡衣的金髮男孩跑著，撞到每一件傢俱都會發出各種聲音的時空中。

「誰是我的寶貝？」我問他。

查克在房間裡繞著大圈圈，讓他的小汽車沿著牆腳跑。他轉頭面對我。
他滿懷希望的問：「一個男孩嗎？」
我說：「是的。」我抱起他來。我把他抱得緊緊的。他忍耐了一會兒，然後笑著扭身子。「是的，」我說，「不過不是任何一位小男孩。就是你。」

第八章

重建

我開始在大齋期每天詛咒。復活節前，為期四十天都是大齋期。如果信徒想要更了解耶穌的犧牲，就會選擇一項自我犧牲，每天連續執行四十天。他們會放棄一項罪惡、開始新的心靈練習，或像聖瑪麗學院（St. Mary's Academy）每個十四歲女生一樣，放棄吃巧克力。她們同情耶穌被釘在十字架上的痛苦，同時順便進行春季減肥。我認識的成人大部份會放棄喝酒，或花更多時間禱告；我則是開始咒罵。

我是認真的。我咒罵癌症；我咒罵乾掉的可頌麵包、冷得太快的咖啡；我咒罵化療引起的口腔潰瘍；我咒罵歐洲的難民危機；收到檢驗結果之前和之後，我都咒罵不已，即便我的腫瘤還在消退之中，令我感到安慰；我咒罵向戴著黃色大帽子的男人抱怨的好奇猴喬治（美國知名兒童繪本 Curious George）。我無時無刻不咒罵。上個星期，我的婆婆抱怨自己的皺紋和下垂的身體。她抱怨到一半的時候，我開始咒罵。

我面不改色地說：「我認為老年是他媽的一種特權。」

我們正坐在星巴克裡。我們兩人之間安靜了一會兒，然後她開始大笑。她的笑聲總能引起別人注意。

「噢，對啦，我想也是！」她往前靠，擁抱我，然後繼續原來的話題。

我十四歲時與托班相識，從那時起，她也算是我的媽媽了。她一直在我身邊，度過每一個季節。這個季節充滿了憤怒，但這不是她的錯。

我讀到一篇文章說，正在哀悼的人經常咒罵，因為在無法言宣的哀傷中，英文已經沒有足夠的詞彙可用了。我和朋友一起吃午飯，談到大齋期，不經意的出口成「髒」。現在，我的行為至少有了一個說法。

我很幼稚地告訴上帝，大齋期結束後，我會停止詛咒。但實際上，我正是因為大齋期才不停咒罵的。

事情是從大齋首日（Ash Wednesday，又可稱聖灰星期三）開始的。那天我要去做掃描，最要好的朋友凱薩琳開了好幾個小時的車，到亞特蘭大陪我一起等待結果。我們在附近找到一個天主教堂做彌撒。我總是說，上帝的孩子就屬天主教徒是最擅長哀傷的了。我看過大齋期儀式無數次了，從聖灰星期三到神聖星期六（Holy Saturday，耶穌受難日翌日）：聖壇前面斜倒著的十字架，無視陌生人和朋友的注視仍然跪地膝行而磨破膝蓋的信徒。他們繞過教堂中描述苦路的銘文。神父將拇指插入棕櫚葉的黑色灰燼，在每一位信徒額頭上畫十字，輕聲複誦創世紀（*Genesis*）3:19 經文：

Pulvis es, et in pulverem reverteris.

你來自灰燼，

你將歸於灰燼。

真是黑暗。我們無法否認生命有限。這是很清楚、很困難的真相。很不幸的，凱薩琳和我正巧去了一家天主教堂，我相信裡面的人都很可愛，他們想要知道，大齋期如何讓他們變成更好一點點的人。神父真的用了「一點點」（tiny bit）這個字眼，他告訴會眾如何「更好一點點」。偶爾當當志工、對同事好一點點、別忘了你的禮物很特別！然後他像白雪公主送小矮人去做工那樣，歡欣鼓舞地拿出灰燼。

前幾年我在休斯頓，美國大教堂之城，訪問成功神學最大的幾個教會的領導者。我原本也不想在最忙碌的聖週（Holy week，復活節前一週，以紀念耶穌受難）抵達，但是結果卻在聖週五（Good Friday，耶穌受難日，俗稱黑色星期五），人在休斯頓卻沒事可做，一心希望有人在這個基督年曆裡最黑暗的一天，有時間跟我晤談。各家教會網站裡都找不到任何活動，我花了一整個下午打電話，尋找我可以參加的聚會。這真是棘手。大部份教會都有禮拜，但是他們都鼓勵我等到星期天，耶穌復活時再去。更有一位接電話的女士直接說，她完全不知道我說的聖週五是什麼。湖木教會（Lakewood Church）是喬和維多莉亞．奧斯丁（Joel & Victoria Osteen）創立的大教會，也是唯一在聖週五有做禮拜的教會。我帶著紙筆，過去採訪。

湖木教會在康柏中心（Compaq Center）舉行禮拜。這是休斯頓火箭隊（Houston Rockets）以前的主場。會眾就像以前的球迷一樣，必須從停車場經過一層又一層的手扶梯，繞過巨大的舞台，抵達座位。一大群微笑的志工散佈在這個碩大的空間裡，指揮大家行進。剛從休斯頓公路下來的人陸續抵達，虔誠參與這個不尋常的聚會。

停車場志工揮舞著閃光交通棒，喊著：「快樂聖週五！」站在手扶梯底端的女志工快樂地喊著：「快樂聖週五！」經過無數次招呼之後，「快樂聖週五」成為當天的座右銘了。我猜，這會是我參加過的、最快樂的聖週五禮拜了。

禮拜開始，奧斯丁夫婦讓耶穌靜靜躺了三首聖歌。樂隊正在演奏，舞台上升起一團代表聖靈（Holy Spirit）的白霧，裊裊升上天花板。這時的音樂仍然很嚴肅。我不認為音樂過於晦暗，頂多是莊嚴的曲調。每一首聖歌都加強了「耶穌死亡就是為了救贖我們的罪惡，上帝確實是非常良善」的氛圍。維多莉亞．奧斯丁從後台走出來，高跟鞋的細鞋跟敲著地板，臉上掛著微笑。

「我們崇拜復活的主，這不是太好了嗎？」她誇張地詢問在場的會眾。

無論是聖歌或祈禱，在這一天，這個時刻，傳統基督徒不會說**哈雷路亞**（意思是基督復活），因為歷史上的在這個時刻，耶穌尚未出現。維多莉亞很大聲地跳過這個時刻。耶穌在這一天死了，他的門徒絕望的相信耶穌再也不會出現了。

英文裡，Good Friday 的「good」這個「好」字來形容這一天其實是有一點爭議性。其他的語言通常會稱之為「神聖週五」（Holy Friday）、「偉哉週五」（Great Friday）或是更適合的「黑色星期五」（Black Friday）。Good Friday 原本可能是「上帝的週五」（God's Friday），想想看其中的矛盾吧。我們崇拜的上帝棄絕了他的兒子，讓他死亡；上帝的兒子乞求逃過一死，但是看到自己不可能不死之後，將自己託付予他的謀殺者。他看似可以拯救所有人，但是在這一天，他任由自己掛在木頭上，並且被釘上了釘子。

但是從某個角度看，維多莉亞也算是對的。深藍色天花板的白霧與耶穌受難無關。佈道時，有一隻活生生的羊在舞台上走來走去，輕輕的咩咩叫著，好像在告訴我們，耶穌就是為我們的罪惡而犧牲的羔羊。這隻羊一點也不哀傷；聖壇周圍巨大的螢幕上，播放著喬和維多莉亞販售產品的廣告，一點也不讓人覺得憂鬱。維多利亞的臉印在書的粉紅色封面上——《熱愛生活：活得快樂、健康、完整》（*Love Your life: Living Happy, Healthy, and Whole*）。她是對的，這已經是復活節了。

我和兩位朋友一起去一家我們最喜歡的廉價餐廳吃飯。我們應該很享受的，結果我卻在一直抱怨。我臉色發青，因為我讀了一篇臉書文章，叫做「在死亡中只是一點點生命！」（*Just a little life in the midst of death*）。影片中，一位名人說，因為信任上帝，她可以擴展自己的自我形象和事業。上帝跟她說：「帶著妳的夢想一起相信我，我將讓妳的事業發展到妳想像不到的高度。」很多人在推特上傳訊息給我，提到「像喬瑟夫一樣大的期待」。他們指的是舊約聖經中的故事，年輕的喬瑟夫受了很多苦，後來獲得無法想像的財富和好運。只要我伸手，一切都可以是我的。

住院與住院之間的空檔，我參加了一個基督徒研討會。主講者是一位非常美麗的三十多歲女士，頭髮發亮，穿著合身牛仔褲。她告訴年輕的會眾，好好想一想，自己能夠對誰造成影響。她看起來無須努力就很完美，她像大部份女性講者一樣，會說一些否定自己的笑話。她說，住在郊區的媽媽們不喜歡她（「她們不喜歡我都不洗我的頭髮！」）；咖啡師也不喜歡她（「我總是搞不清楚要點什麼！」）；都會專業人士也不喜歡她（「他們好潮喔！」）；死亡也不喜歡她。

「如果我看到一個人要死了，我就想說：『噓⋯永別了⋯我真抱歉⋯你嚇到我了⋯⋯』」她臉上露出大大的微笑，觀眾大笑。大齋期快結束了，仍然可以把死亡當做笑話講。

我正在面對死亡。教會要求所有信徒，在大齋期的四十天裡，像我一樣的直視死亡。我們是結實的肉體，卻也是灰燼。

Pulvis es, et in pulverem reverteris.

我們來自灰燼，也將歸於灰燼。

「大家都在大齋期慶祝復活節。」我咬緊牙根，對朋友哭著說。

我正朝著懸崖走過去，期望當我走到懸崖邊緣時，那裡已經築了橋。在我到達之前，化療、免疫治療、神聖療癒，需要發生效果。

主啊，請幫我築一座橋。

我坐在朋友雷的對面，他是一位小兒癌症專家。他每天和小孩及家長談腫瘤、白血球數、所餘壽命。他是墓牧者，照顧被癌症帶到屠宰場的小羔羊。當我看著他，我看到一個人的決心，明知自己可能戰敗，卻絕不放棄。他每天和病患的父母對話，直視著他們的眼睛說：「還有希望」或「我很遺憾」。他知道，讓世界崩頹的感覺如何。

他第一次坐在我的長廊上時，我剛剛拿到診斷，醫生認為我只剩一個月可以活了。我的家人都來到家裡，大家忙著洗衣服、煮雞湯，疲倦地試圖拯救世界。沒有人能夠真正為我做些什麼，所以他們就做了一切事情。有的人一直摺被單，或是檢查我的藥物，或是塞滿我的冰箱。我媽媽買了一大堆口罩給大家戴，而我則是用我剩餘的時光試圖說服他們不需要戴。我全身裹著毯子，坐在長廊上，雷從圍籬那邊冒出頭來，帶著頑皮的微笑。他帶了兩瓶昂貴紅酒，幫每個人倒了一杯，包括我——我身體裡有巨大的肝腫瘤，可能除了水之外，什麼也不應該喝。我為此愛他。他坐到我身邊，我們兩個就像一個只有我們專屬的俱樂部，然後他轉身面對我的父母。

他說：「真遺憾發生這樣的事，這真是糟糕。」

我的爸媽看了他一下，眨著眼睛。我想，他們應該是很吃驚吧。

聽多了專業人士和面對危機的人說話的口氣，我稱之為「談判專家的中立」（Hostage Negotiator Neutral），就像他正對想要跳樓的人說：「別跳！」時，暗示著屋裡全部的人都缺乏心智能力。醫生總是這麼對我說話，在告訴我重要資訊時，他們的口氣和用詞卻透露出，他們只是在告訴我某個角度的真相，以防止我跳樓。「我們可以嘗試幾個做法」通常意味著「沒希望了，但是我想我們可以延長妳的衰退」；「我們可以專注在如何讓妳感到舒適」總是等於「我們放棄了」，從來沒有人一開始就說實話。

「真糟糕。」雷又說一次。這是實話，但是讓人覺得很奇怪。他繼續說：

「跟你們說說我知道的吧。」

他開始跟我的家人說明，癌症研究有很多新的發展，而我們需要保持一定的心態。我們應該將「療癒」和「死亡」的想法拋諸腦後，反而應該思考的是，如何讓我從一個好的結果到另一個好的結果。他說得越多，我越明白我爸媽臉上的表情——希望。

這就是為什麼我有時候會把困難的問題留給雷，他會告訴我真話。現在，我們坐在同一個地方，他曾經在這裡面對我哀傷的父母。這次也有一瓶打開的紅酒，時間到了。

我問：「死的時候會不會痛？我是說，在醫院裡。」

他安靜了一會兒。「不會……」他終於開口說道，「不會真的痛，我是說，沒那麼痛。」他已經答應過我，如果我奮力一戰，如果我同意使用任何藥物，承受任何副作用的話，他會讓我在臨終前盡量感到舒適。我沒有告訴過任何人，但是我有時候會想，我還能承受副作用、針頭、別人臉上的表情多久？

他問：「妳還好嗎？」

「嗯，還好。除了每天十分鐘之外，我還好。」

其他人會就此打住。

他小心翼翼地望著我，「那是什麼感覺，那十分鐘？」

我知道我正在和一個和我一樣，知道那十分鐘是什麼樣子的人說話。他看過那十分鐘的各種模樣。尖叫的孩子；懇求停止一切的孩子；擁抱絨毛玩偶，要求媽媽陪他躺下的孩子。青少年會捶著他們的枕頭問：長大是什麼滋味？真愛是什麼感覺？性愛是什麼感覺？你覺得會有人願意跟我結婚嗎？

我看著托班和查克在草坪上玩，想著雷問我的問題。我看到托班拿出工具修理割草機，查克在他身旁跳來跳去，紫色的冰棒滴到工具上。托班抬頭看他，感到挫折又有趣。

「我知道那個感覺，」我終於打破沉默，我的視線始終望著這兩個男孩，「就像我餓了，而且知道我永遠無法飽足。」

大齋期，我每天詛咒。詛咒一切。然後在一個星期天的早午餐時，就像發燒一樣，痊癒了。

我的朋友布萊爾和我坐在餐桌前，桌上有完美的培根和蛋，還有柔軟的比司吉（southern biscuits）。她宣稱她的「死亡意念」又回來了。她正在試圖慢慢減少抗憂鬱藥的劑量，生活裡的一切照常進行，但是對生命的擔憂又重新出現了。她爸爸得了早發性阿茲海默症，這個曾經熟悉的人變得困惑、陌生。每次記不住事情的時候，她就會想到可能的未來：她也會得失智症嗎？她可以做基因檢測以發現自己有沒有可能得失智症，但是她從此便將和自己終將失智的事實共存。她可能失去幾十年的記憶。她非常愛她的丈夫，極為用心的建築了他們的人生。這一切終將失去。

或者不會。

她無法承受答案。我聽著這個故事，發現自己在內心笑得非常開心。我是世界上最糟糕的人了。我曾經跟她一起為她的父親掉過眼淚；我幫她把傢俱搬進新家，我們都認為那是真誠友誼的表現。是她讓我擁有一整套的譚雅・哈丁（Tonya Harding，九〇年代美國知名女子花式滑冰運動員）的比賽戰袍，包括印著美國國旗圖案的滑冰暖身衣。其實，到了萬聖節，我若穿上這套衣服，拿著鐵撬棍，也不見得會有人說：「哇，好棒的譚雅・哈丁打扮！」布萊爾和我曾經在派對裡一直交換假髮，讓其他客人感到困惑。我們曾經熬夜聊天，討論失敗的友誼。為什麼我像世界上最糟糕的人一樣微笑呢？

我說：「我很抱歉。」布萊爾開始笑了。「不是我希望妳發生這種事。但是，我很抱歉地說，妳也活在這裡。」

「這句話是什麼意思？」

「妳活在不確定的未來裡，妳也活在這裡。我很抱歉，但是我**他媽的**非常感恩妳也在這裡。」

我開始在高級早午餐前哭泣，布萊爾笑得更兇了。

第九章

尋常時光

復活節也過去了。教堂日曆稱這段時間為「尋常時光」。傳統上，從一月初的主顯節開始，到灰燼星期三為止，是一個階段。復活節一過，耶穌升天之後，一直到年終，都是尋常時光。這是慶典與慶典之間的時間；這是受洗和婚禮的季節；教導和佈道尋常進行著，沒有耶穌一生的高潮低谷。去教堂的人少了，沒有馬槽裡的誕生，沒有十字架上的死亡，只有人們沉悶的歌唱、祈禱、佈道時讓孩子保持安靜。魔術消失了，教堂原貌現身：尋常老百姓在無聊的建築中聚集直到散會。

時光不斷循環。開始治療、管理副作用、恢復、又開始治療。我的一週圍繞著星期三運轉。每個星期三，我飛到亞特蘭大做化療。我早上四點起床，開車去機場，一路聽著收音機的節目介紹著化學元素的故事。我發現我自己稍後會跟托班說：「下星期會講到硼！」到了六點，我停好車，經過機場安檢，回覆大部份的電子信件，坐上飛機前往亞特蘭大。同樣的飛機會在午夜時帶我回家。飛機上，總是有人咳嗽，附近有小嬰兒尖叫不已。

這個儀式也有例外。有一次，我和機場保安人員激烈討論他們的標語應該改成「顧客永遠是錯的！」另一次，一對拐杖從頭上的置物櫃掉出來，打到我的頭。機艙很暗，我花了非常長的時間檢查自己有沒有流血。一般而言，這一天充滿亞特蘭大的交通、針頭、候診室、化療椅子和偶爾的對話。

我決定要討好大家，包括這個實驗計劃裡的接待護士、抽血護士、一大群受過高度訓練的醫生。我快累壞了。我在自己的實境節目中扮演一位得了癌症卻極度愉快的年輕女士，只是無人收看節目。到了凌晨一點，我爬上自己的床，我感覺被掏空了，沒有什麼東西剩下，除了知道自己下個星期三又得再來一次。

我被困在了當下。環伺四周，我失去做長遠計劃、踏入未來、說著未來言詞的能力。我失去了期待季節來臨的節奏。秋天時，媽媽和我會在家動手製作甜甜圈、和灑上肉桂粉與糖霜的酥脆油炸蘋果派，一起慶祝初雪的降臨。到了冬天，我們會開幾個小時的車程，去探望住在門諾鎮上養老院的外公。孩子們會像小狗似的追來跑去，大人假裝不在乎自己打輸了桌球。春天則是在杜克花園裡的養鴨池塘邊改考卷。夏天是一連串的野餐，以及在安大略（Ontario）的湖上滑水，看著托班每年展現他優美的滑水技巧，就像我當年在夏令營遇到的那個男孩一般。但是未來的一年溜走了，遠到我無法看見。我必須用藥物、針頭和白血球數把自己綁在「現在」。

有時候，能夠活在當下就像是一個禮物。我的痛苦和別人的痛苦連起來了。在超市，我因為注意到年輕母親臉上的疲憊，而幫她推了推車。我停下腳步，和坐在街角的遊民說話。我自由地布施，小氣的心減弱了許多。我可以看到大家多麼努力，但是他們倚靠的牆卻多麼脆弱。

我又有兩個月可活了。再一次的。

我坐在化療椅上，一萬六千美元的免疫抑制劑經由胸口的人工血管注入我的身體。如果沒有保險，我不可能負擔得起這種昂貴的藥物。即時我有錢，也無法弄到這種藥物。臨床試驗可以特別使用這些受管制的藥物，動輒以百萬美元計的藥物發展的希望與夢想都繫在這些實驗上。像我這樣的病人做了一輪又一輪的實驗，過程很清楚。每六十天，我躺在旋轉中的電腦斷層造影機器上，顯影劑在我血管中奔流，醫生測量我的四顆肝腫瘤是否長大了。如果沒長大，醫生會微笑，同意接下來的六十天治療。我活了兩個月，深深吸一口氣，希望能夠再來一次。

此時，我可以聽到癌症醫生從外面牆上拿下我的測驗結果，他的手放在辦公室的門把上，我的腦子回到懸崖的橋。

上帝啊，我正走在懸崖的邊緣。請幫我築一座橋。我需要走到另一邊。沒有新的研究保證我可以得救，或是讓我長時間穩定下來。我正走在科學邊緣之外，一片空白。我只是需要再多六十天。

自從診斷確定，已經過了十個月。最近的一次門診中，我的醫生從一堆文件中拿出一張表格。

他畫了一條線後說道：「這是我們目前所知的，像妳一樣接受免疫療法藥物的患者。」

一條線往上，然後平了。

他畫另一條線：「這是跟妳有相同病症的人做了化療之後。」一條曲線向上揚，然後往下掉。他胡亂寫了幾個字：改善的人、表現一般的人、惡化的人。他指著一個點，那就是我。我對免疫治療有反應。我看到了。

「所以，如果我沒有做免疫治療，我現在就要死掉了。」

他簡單地回答：「對。」

這將會是我的最後一個夏天。這將是我最後一次的生日。這將是我的最後一個月，看著托班高舉的計步器，親吻他的計步器，堅持他在計步器歷史中，絕對是體能進步最快的人了。這將會是我最後一次坐在查克房間裡的地板上，把他的衣服收起來，換成比較大件的睡衣和衣服。我再也看不到我童年住的房子。我們將開始道別。

我說：「好的，我懂了。」

我試過讓別人瞭解，我真的努力試過。實驗剛開始的時候，我們希望腫瘤會縮小、消失，我只需要用少量的免疫治療維持我的進步。這是我對無法治癒的理解。接下來的幾個月裡，腫瘤不再縮小，我們不再期待完全恢復了。取而代之的是期待腫瘤不要長得比免疫治療的效果更快。我需要讓親友明白，我祈禱的是癌症減緩，我必須感恩自己擁有的一切。我又可以活兩個月了。**哈雷路亞**。

我在臉書寫了一篇文章，描述這種「陽光與烏雲共處」的狀態。我試著清除因為病歷上出現的字所造成的情緒。緩和治療，無法治癒。我們希望在無法治癒狀況下，找到「可以管理的方法」。大家的留言都是「不要放棄！」和「上帝保佑妳所做的準備！」我無法傳達那一絲真相：我還沒有即將死亡，我不是末期，我在接近死亡中保持警戒。我站在大家都必須通過的驛口，很少人能夠留下來。

我一直在想，如果我的祖母還活著，她會了解。她十七歲時，得了傳染性很強的肺結核，在當時是無法治癒的疾病。病菌進入她的肺部，吞噬了她的整個人生。她原本是班上成績最好的一個，即將成為家族中第一個接受大學教育的人。但是，她吸入了病菌。她的父母幫她打包好行李，送她去療養院。高高的石牆看起來非常威嚴，贏得「療養堡壘」之名。

我看過這個地方的照片，可以想像她在芳華正盛的年紀，從窗戶裡看著自己的生命凋謝。她不會知道，以前那位常常載她坐冰淇淋車的年輕人從來無法忘懷她。她無法知道，有一位醫生會研究出新的方法，深深切入她的肺部，成功切除受到感染的組織。她無法想像，開冰淇淋車的年輕人從戰場上返家的第一站就去了療養院，把她接出來，帶她回到他親自為她蓋的小屋子裡。她無法預知自己不會終老在上了鎖的白色房間裡。

手術治療之後，她反覆地復發與住院。她病得太嚴重了，無法照顧自己的孩子。兩個小兒子交給親戚撫養了好幾年。我的祖父奔波著，維持家庭完整。這些回憶有時候仍然讓她感到哀傷。她的孩子們還記得，她會走進房間，鎖上房門。我仍然戴著她留給我的碎鑽戒指。如果她還在，她會了解，活在死亡與生存之間的代價。

我一直接到陌生人來信，談到繼續活下去的代價。

他們寫道：「請原諒我，凱特。但是我有與妳相反的問題。我無法合理化我仍然活著的事實。」他們老了，有年紀了，但是不覺得自己有什麼價值。「很明顯的，我不值得擁有這一生。」

一位退休已久的老教授寫道：「我看到許多非常好的人，很年輕就過世了，我並不是一個特別好的人，卻活了下來。」他失去的比獲得的更多。另一位寫道：「我六十三歲了，我發現自己很害怕死亡。我非常希望自己還能活很久。我覺得很丟臉，這六十三年來，我的成就屈指可數。」然後他們對我說：「親愛的，妳值得拿走我浪費的歲月。」一位佛教徒說，他會進行一項修行，把我的痛苦吸走，把他的好命借我一些。世界是一張平衡的表格，從一行裡減掉一些，加到另一行去，好像我們都同意分享太短或太長的生命。

但是，我們仍然繼續過著自己的日子。

我猜，在我這個狀況的人，會想到最終的未來，永生。得到診斷之後，我允許自己對朋友法蘭克提出了第一個問題。他是路德教派的虔誠信徒。

「你知道，上帝的時間和我們的時間不同⋯他洞視一切，過去與未來，就像在同一個時空一樣？我的意思是說，我們相信三位一體（Trinity）——聖父、聖子、聖靈——總是存在，即使我們認為耶穌在某個時間點誕生，但是祂是否以另一種形式總是存在呢？」我在胡言亂語了。我試著表達自己的意思，我試著再說一次。

「你覺得這是否代表我死後，會像上帝一樣，看得到一切？」說出來，說就是了。

「你覺得，我死了之後⋯⋯我會不會覺得⋯⋯分離？」

此刻，這已經不再是一個問題了。如果我死了，我的兒子不會記得我，所以，天堂裡沒有任何我會感興趣的事物。我的永恆獎賞就是我會錯過一切。法蘭克握住我的手，說了一些話，我很確定在神學上是很豐富完美的說法。但是我只記得這位曾經失去兒子的老人了解我需要時間——有一條線把我們永恆地連結在一起。

在這種時刻，多年研究時所認識的成功神學朋友們最了解我了。如果一定要逼他們表態的話，他們大概會同意我說，天堂雖然很棒，但是待在地球上更好。技術上來說，這一切都只是傳說而已。這就是大家說的「過度解讀的末世論」（overrealized eschatology），某種誇大的概念，認為我們在世間能夠理解上帝的國度。有名的艾克牧師（Reverend Ike）是第一位在電視佈道的黑人牧師。他曾經微笑著說：「不要等著天空掉下來水果派，不如現在就配著冰淇淋，派上擺顆櫻桃，吃了吧！」可是我不要冰淇淋，我要無需小兒科癌症專家、聯合國兒童基金會、軍事經費、高樓上防止自殺的欄杆的世界。世界應該充滿慈悲。**讓上帝的國度降臨吧**，我祈禱著，而我的心好痛，我的舌頭打結。**讓您的旨意完成**。

或許這是一個大大的失望。生病之前，我去參加了電視佈道家珍和保羅．克勞區（Jan & Paul Crouch）主辦的天堂模擬活動。這對夫妻宣講成功神學，擁有三位一體電視台（Trinity Broadcasting Network）以及其他產業。他們販售聖地體驗（Holy Land Experience），一個甜美絢麗的聖經遊樂場，專門講述耶穌的故事——假設耶穌是住在佛羅里達州的奧蘭多。我在餐廳吃了點心，在黃金、乳香、沒藥布置的禮品店買了保羅．克勞區的傳記。他們添增了一些設備，包括十幾個珍．克勞區的人形立牌，小小個子的珍微笑著，頭上頂著她的招牌髮型：紫色蜂巢。人形立牌指著方向，告訴遊客：「十點四十五分，耶穌在山上佈道。別錯過了下午三點的釘十字架。」

耶穌之死流了很多血。一個眼睛很有靈性的男子扮演耶穌，我從未質疑為何我身邊的人都在哭。下午四點，復活開始時，小天使在舞台上跳舞，嚴肅的大天使出現，吹起喇叭，我開始覺得對天堂失望了。飾演耶穌的男子出現了，穿著白袍和紫色披風，戴著沉重的金色冠冕。大家瘋狂鼓掌。他在舞台上走了幾回。音樂響起，耶穌穿過煙霧機製造的厚厚白霧後消失了。我這時明白了，天堂可能只是奧蘭多的煙霧機。

未來有時看起來就像現在。我記得我曾和一位名叫比佛利的老婦人，一起站在以色列北部起風的山頂。她染成紅色的頭髮非常引人注目。她悄悄說出這個古老地點的名字。

她說：「米吉多（Megiddo）。這裡就是一切。」

她說得很快，眼睛四下觀看，描述著末日軍隊會在底下，為了人類的未來戰鬥。她指著我們腳下的山谷。

「米吉多。」她又說了一次。在希臘，這座山更常被叫做Armageddon，意思就是「世界末日」。帶我們旅行的著名牧師不斷地神祕預言耶穌會在二〇二五年回到地球，摧毀邪惡的一切，獎賞良善的信徒。每次，比佛利都會拿她的生命作文章。太晚了。她不會活到那個時候，看到世界瓦解、重建。

「有的人還不願意爬上山來。」她說話的方式好像要吐口水似的。除了她和我爬上山之外，幾乎每個人都舒適地坐在山下的遊覽車裡。最後幾步，她的腿搖搖晃晃，幾乎要站不住了。其他人都會活到那個時候，卻根本不在乎。當時，我心裡想：真是奇怪透了。旅行了那麼遠，就為了站在世界末日的山頂。

現在我明白，她需要看到這個景象。她的眼睛投向地平線。有那麼一會兒，她需要活在那個美好又可怕的未來。

幾乎是夏天了，但是我只注意我的治療日曆。又是一個星期三，去亞特蘭大的日子。我坐在醫院裡，等待掃描結果。這是第六次了，並不比以前更容易。深呼吸，很好，我又有兩個月可以活，再一次的。

我念大學時，修了一門宗教哲學課，老師是很棒的老學者，早已過了退休年紀。他一輩子都在翻譯古老的梵文經典：薄伽梵歌（*Bhagavad Gita*）。典籍裡寫了印度教的許多基本概念。他給我們看一本又一本的印度教關於輪迴的書籍，不斷的重生到新的生命和身體裡，還說輪迴可能已經有科學驗證了。我會記得他，大部份是因為在那個學期，他失去了他五十多歲的妻子。不是因為疾病或老邁，而是在校園附近過馬路時被車子撞死了。他無比哀傷，不得不停止授課。我記得在最後一堂課上，他說，他在屋裡看到她的東西時，簡直無法呼吸。

「我在洗衣機裡看到她的小襪子。」他說著說著，大顆眼淚流下他蒼老的臉頰。我們都感到哀傷，雖然我們這些學生還太嫩了，無法知悉人生的負荷。

他相信妻子的生命將持續進行，但是她的生命旅程不在有他。他在這裡，困在她的過去裡。

比佛利活在末日的未來中，學者活在過去。我想，我相信我活在兩者之間，但是我的腳很少好好踩在地上，無法把自己扎根在當下。我的眼睛總是在搜尋下一次的截止日期、下一個障礙、下一個計劃。第二個寶寶會需要自己的房間，所以要討論一下房屋增建。與托班漫步時，我總是引導托班聊我最喜歡的話題：下一件事情。我們要如何改善生活？我們接下來該做什麼？秋天，我們走過高高的櫟樹，步道兩旁都是繽紛多彩的秋葉，我的腦子想著未來的可能性。一向如此。如果要我描述我的人生罪惡，我不會只說我沒有停下來聞一聞玫瑰花。我會說我太驕傲，我對生命無動於衷，我疏於珍愛當下的事物，而是一心愛著未來的可能性。

我必須學習活在尋常時光裡，但是我不知道怎麼做。

「逐步往上的登山之路很長，但那還是容易的呢。」

我的癌症醫生嚴厲地看著我。我知道這對他來說，並不容易。他很善良，這是他最嚴厲地教訓我的一次了。

他說：「還有陡峭，但是比較快的路徑。這是比較難的方式，妳已經習慣用比較難的方式了。」

我習慣被化療藥物轟炸。但是他不是說這個。他知道我沉迷於比較難的方式。

我告訴他：「我寧可你在治療我的時候把我害死了。」接下來是很長的一段沉默。我們兩個都知道他會說什麼，我很感激他沒有真的說出口。他們沒有打算治癒我。我不會爬到山頂的。

他試圖減低我的藥物劑量，拉長療程，讓我輕鬆一點，但是他知道這對我而言很困難。我喜歡做到最極致，喜歡看到自己有進展。可是現在我必須接受更困難的事了：我不確定我還能在極端治療中撐多久。

我的治療像是在三條藤子上擺盪。其中兩條是化療藥物，另外一條是免疫治療藥物。我已經停止一種化療藥物了，因為我的手和腳完全沒有感覺。停止。現在我正在考慮停止另一種化療藥物。我會持續使用免疫治療藥物，希望它可以撐住我。拜託，上帝，讓它生效。

我沒有把握地說：「如果我們停止化療，腫瘤又開始生長……」

「那麼，我們可以重新開始化療。最糟糕的狀態就是下次掃描的時候，你的腫瘤長大了百分之二十。」他很快地接下去說。

「但是如果免疫治療沒有發揮作用，我就會死了。」我的聲音聽起來很平板，連我都覺得很實事求是。「對不對？我是說，化療藥物已經開始失效了。」

他試著安撫我，但是我無法聽清楚他在說什麼。我看著我的手。化療毒性使我的手腫大，呈現紅色。我已經技窮了。我知道如何受苦，我知道如何盡力，但是我不知道如何做最基本的事情：我不知道如何停止。我想要停止服用化療藥物，但是如果從此惡化呢？或許我需要堅持更久一點？我要如何知道什麼時候該停止？

我坐在醫生對面。他發現了我這種癌症，細胞異常引起的腫瘤成長。他因此獲得一個很大的獎。為了感謝他的努力，感謝他在實驗室裡的幾千個小時，我幫他帶了杯子蛋糕，上面有彩色糖粒。

結果發現，我們兩個都花了很多時間走向懸崖邊緣。我們正在討論面對現實意味著什麼。

我承認：「如果停止化療，我不確定我想知道接下來會發生什麼。但是另一方面，我也想結束這一切了。如果是你，你會怎麼做？」

「我會去上班。」我聽懂了他的話的重量。他的辦公室很簡單。我跟他才說了五分鐘話，就知道他也在受苦，而他選擇了來工作。

在生命最糟糕的時候，他把一隻腳放在另一隻腳前面。他要求自己盡到應盡的責任，我因此獲得了這一年的生命。或許我還會活更久。我最喜愛的是，他這麼做並不知道最後是否有用。他就是一直往前，這是他能夠做得最好的事情了。

他很簡要地說：「我們都是末期病患。」他回答了我還沒說出口的問題。如何停止？停下來就是了。你到了生命尾聲。然後你深深吸一口氣。祈禱。回去工作。

我得癌症整整一年了。一年前的今天，手術前，我打電話給我媽媽。

我跟媽媽說：「法蘭克告訴我祕密是什麼了。」但是媽媽越是問我細節，我越明白，我吃了太多止痛藥，完全忘記祕密是什麼了。

我問過法蘭克關於天堂的事。他知道我在問什麼，他總是知道我說的是什麼。我能夠保持連結嗎？我會錯過什麼嗎？我會看到兒子長大，學會踢加拿大式橄欖球（Canadian football，從橄欖球所發展出的運動，有兩支各十二人所組成的隊伍相互競賽，與美式足球有些許不同）嗎？我可以看到他畢業，進入社會嗎？我可以坐在他床邊，看著他的眼睛緊閉，一起感謝上帝讓他得到小卡車，還有我們丟進小溪裡的樹枝嗎？這些都是我原本的計劃。這些都是被摧毀的希望。

有一天，莫名奇妙的，我忽然想起他接下來說的話。

他溫和地說：「不要一下子跳到終點。不要一下子跳到終點。」

「妳覺得我那樣說是什麼意思？」上星期法蘭克坐在我的辦公室裡這麼問我。他不記得說過這句話，因為那天的一切都很模糊。我們在讚嘆已經一整年過去了。一整年裡，醫生都說我只有百分之三十的存活機率。

我回答說：「我想，你是在說，我們就是不知道。我們的腦子裡有各種細節，好的和不好的。我們想要告訴自己一個故事——任何故事，我們才能確定。你了解我的！我多希望知道接下來會發生什麼。至少我可以準備好。」

「我的話聽起來很深刻。」他如此說道。

「我只需要活到五十歲。我需要確定孩子長大。我需要完成大部份的人生。我需要確定。」

「可是這一切都無法確定。多少次了，我們以為確定的事情，都會改變。」他一說完，我們之間安靜無聲。

訂定計劃，改變計劃。新的喜悅或悲哀發生。無論是人還是神，都無法做出一生的計劃。我的一生比我能夠想像的更痛苦，也比我能夠想像的更美好。

「對。這就是祕密─不要一下子跳到終點。」我提醒自己，不好意思地用毛衣袖子擦掉臉上的淚水。

我的朋友寇利白天是牧師，晚上是喜劇演員。她花了非常多的錢買了一套網上生命課程。看起來是個很棒的主意──讓我們專注！──六百美元的課程，靜靜躺在她的手機裡，沒有人看。

「要跟我一起上課嗎？目標取向，改變人生。」寇利問我。她擁有自己的隨身照相設備，以及很多工具，每次她出現─咻─派對開始了。

「可是我現在最不適合搞這個了！我沒辦法做任何計劃，老天爺，我的人生已經太有意義了。」我抗議地說。

「可是想一想會多好玩。我們一起創造時間管理日記，記錄我們看極限體能王（American Ninja Warrior）花了多少時間。」她說得對。我們看太多實境節目了。一開始，課程的功課還不錯。我放棄了手機上一個很花時間的遊戲，同意晚上花更多時間閱讀。但是很快的，每天的任務越來越深入。課程要求我作出今年改善健康的具體計劃，接著要我做一個五年計劃。

「五年!?」我傳簡訊給寇利：「我不知道耶……我想我的大目標是不要死掉。」

她問：「就寫妳那可怕的菠菜飲料，如何？」

「我可以喝可怕的菠菜飲料。」

「很好！還要吃維他命！」她開心的說。

「課程一直要我定義自己的人生哲學，我不知道該說什麼。我想在我的行動和我的話語裡表達我還活著，但同時又知道死亡的現實。」

「嗯……」

「我想，就是『好好活，也好好哀傷』的意思。」我不確定地說。
她說：「噢，絕不可以。妳這樣說，聽起來太嚴肅了。」
「好吧，改成『無法好好活，但是好好哀傷』。」
「把妳的座右銘改成『把恐懼放在身後地活，也把恐懼放在身後地哀傷』，如何？」她說。

她這麼說，讓我更愛她了。她從不把我當成在鐵達尼號上排列桌椅，也不會暗示我可以用新的果汁機拯救自己。她幫助我走在「完全悲觀」和「過度努力」之間的那一條細細的平衡線。大部份的時候，她知道她能做的最好的事情，就是幫我郵購加拿大裝飾品，舉辦充滿愛國色彩的加拿大感恩節慶祝活動，並且為我不斷祈禱。

我們一起進行的這個課程，功課越來越難。
課程問我們：「主要關係的目標是什麼？你想要培養怎樣的品質？你希

望他們清楚知道什麼？」

我在筆記本的空白頁上寫下托班和查克的名字，四周畫了滿滿一圈紅心。未來可能根本不會來臨，我要如何設定關係的目標？我累壞了，把筆記本收到袋子底部。

但是這些問題仍留在我的腦海裡。散步時、在醫院候診室裡、睡覺前，我要給他們什麼？我又拿出筆記本，寫了幾個字。

慈悲

這個給查克。我一直希望養大一個會關心弱勢的男孩，會為了蝸牛停下腳步，想要知道為什麼車窗外的男人說他會為了一頓飯而工作。我想要培養出一位柔情的鐵漢。他會知道世界的痛苦，但是一切會因此而變得更美好。他面對心碎時會更為勇敢。

我寫下一個字要給托班，隨後我搖了搖頭。這個不可能的字是喜悅。

我怎麼能要求一個可能失去妻子、兒子的母親、從國中時期就是他最要好的朋友的人感覺喜悅呢？有時候，我們會玩「我不知道你的什麼？」的遊戲。答案總是在那裡，別人都沒辦法跟我們玩。我最近才知道，托班七年級學過低音單簧管，我尖叫了：「我怎麼不知道？你到底是誰？」我知道他的一切，他知道我的一切。死亡造成的空洞裡，怎麼可能有任何好的事物呢？

問題在我心中翻騰，我的手開始書寫。空白頁上逐漸充滿了文字、想法、各種小事，我不確定如何做的事情。我在做計劃了。我活在尋常時光裡了。

星期六我可以負責照顧查克，讓托班在鄉村小路上騎腳踏車。我作研究的時候，經過每一個奇怪的地方，都可以幫他買一盒巧克力，放在他的書桌旁。看電視的時候，我可以把他的手臂放在我的膝蓋上，從他的手腕到手肘處，輕輕撓癢。我可以用手梳他的頭髮，告訴他，他一年比一年更帥了。我可以提醒他，他曾經和一個太陽眼鏡廣告上的人長得一模一樣。我可以安靜地告訴他的家人和朋友，萬一我死了，我要他們知道，我們兩人之間最大的祕密就是，我需要他快樂，重新生活，或許再次結婚，盡快讓自己驚喜於原來自己還可以大笑。

我買了一個大牌子，上面寫著「你是我一生的願望」清單，我把牌子掛在客廳。

我的小小計劃散落在各處。這是我學到的，活在當下，掙扎前進，尋找上帝。周詳的計劃不再是我的基石。我只能希望，我的夢想、行動和期盼能為查克和托班留下軌跡。無論這條路轉向何方，他們都只會看到愛。

查克躺在我身邊，就在我正寫下這些文字的此刻。我們躺在大床上，查克像小北極熊似的翻滾著。在我們把他從嬰兒床抱出來的早晨，他總喜歡到我們的臥房，像兩歲孩子那樣躺下來。又是一個美好的早晨，又到了我們要

開始跟著咖啡機尖叫的時刻了，我要幫查克做法國吐司了。是的，我會死，
但不是今天。

附錄一：

絕對不要對面臨難關的人說的話：

1.「呃，至少……」

誒誒誒，等一下。你要做比較嗎？至少不是…什麼？第五期癌症嗎？不要矮化他面臨的困境。

2.「我活這麼久，已經學到了……」

老天爺。你要一個獎牌嗎？我懂！你活了很久很久。嗯，有的人正在擔心他們活不久呢，或是生命困難到都不想活了。所以囉，不要提供你的人生智慧。活著是特權，不是獎品。

3.「一切都會更好。我保證。」

嗯，仙女教母，當事情變得更棘手的時候，你的承諾會變得非常難以實現了。

4.「上帝需要一個天使。」

這是最荒唐的一句了。這句話讓上帝看起來像個虐待狂，有著迫切的需要。而且，根據基督教傳統，天使是上帝創造的，不是像電影《第六感生死戀》（Ghost）裡的死人回來尋找真愛。如果我們假裝死人可以回來，幫你找到車鑰匙，或是和你一起做陶器，會有多麼荒唐啊？

5.「一切發生自有其意義。」

比這句話更糟的是，你假裝知道是什麼意義。上百個人告訴我，我得癌症的意義是什麼。因為我的罪惡。因為我不忠誠。因為上帝是公平的。因為上帝是不公平的。因為我不肯吃球芽甘藍菜。每個人都找得到原因。如果有人這樣跟你說，等到他遇到他的生命中最困難的時刻，你一定要去跟他說，你認為是什麼原因造成他的不幸。當有人即將滅頂時，不但不丟個救生圈給他，還要跟他說為什麼他會滅頂，這是最糟糕的事情了。

6.「我做了一些研究……」

我以為我應該聽我的醫生、營養師和專業團隊的話，結果我得聽你的話。是的，請告訴我更多只有你這個江湖郎中才知道的醫學秘密。等一下，我去拿支筆來。

7.「我阿姨得癌症的時候……」

親愛的，我知道你在試圖和我產生連結。你看到我，想到了世界上發生的各種糟糕的事情。猜猜我住在哪裡？我住在死蔭幽谷之地。現在我正在度假，因為我不在醫院，也不想面對這糟糕的一切。我必須拿掉太陽眼鏡，和你一起回憶哀傷的過往嗎？你在意我先喝完我的莫希托雞尾酒（Mojito）嗎？

8.「治療進行得如何了？你還好嗎？」

這是最困難的一句。我知道你試圖理解我的世界，站在我這一邊。但是請回想一下你遭遇過的最糟糕的事情。想好了嗎？現在試著用一句話總結那個經驗。然後每天重複大聲說五十遍。你頭痛了嗎？覺得哀傷了嗎？我也一樣。就看看我今天是否想談，有時候我會想談，有時候我只想要擁抱一下，聊一聊電視節目。

附錄二：

試試這個，看看有沒有用：

1.「這週，我想帶一餐飯來給你。我可以寫電郵給你，安排一下嗎？」

噢，太感謝了。我餓壞了。即使我真的有需要，我也總是想不出我要告訴大家我需要什麼。但是，真的，請帶禮物來。巧克力、盆栽、一套特別的橡皮擦。我記得第一次得到無關癌症的禮物時，我開心地哭了。把有趣的網路影片寄給我，做化療的時候可以看。你可以做些什麼配合你送的禮物的事情，但是最重要的是，帶禮物給我！

2.「你是個美麗的人。」

除非你是異性，又總是用很猥褻的聲音說話，否則，這一類的話很有用。每個人都希望知道自己做得很好，而不是在學個淒慘的教訓。所以，告訴你的朋友，你敬佩他的某一點，但是不要弄得好像在講哀悼文。

3. 「我好高興你的進展不錯，希望你知道，我是支持你的。」

你的意思是，我不需要跟你作進展報告嗎？你已經問了別人，知道所有的噁心細節了嗎？太棒了！現在我覺得你既瞭解我，也關心我。不需要幫百合花鍍金。你剛剛說的已經太棒了，現在不要多問，否則反而會搞砸了。問一些無關癌症的問題吧。

4. 「我可以抱你一下嗎？」

最棒的時刻就是擁抱或一隻手搭在我的手臂上。經常受苦的人——雖然並非總是如此——會覺得孤立，希望被觸碰。一般而言，醫院和大機構都把病人當作機器人或廢棄物。所以，問你的朋友，要不要擁抱一下？給他一些甜頭。

5. 「噢，我的朋友，聽起來好難。」

或許，發生災難之後，最奇怪的事情就是沒有人想聽。大家會希望知道結果，但是不想從你口中聽到細節。這很糟糕。所以，安靜下來，讓他說一會兒。要願意直視醜陋與哀傷。人生艱難，假裝人生不艱難其實是很令人疲倦的。

6.靜默……

事實就是，沒有人知道該說什麼才好。很尷尬。痛苦是尷尬的。悲劇是尷尬的。人們受苦的身體是尷尬的。但是，請跟這個人學一學吧，他寫信給我，說他看望受苦的人的時候，原則就是：現身，閉嘴。

對受苦人們的最終宣告：

請記得，如果癌症、離婚或任何悲劇殺不死你，別人的好意也可以殺死你。只要一聽到「可是他們是好意啊……」，就尖叫著跑出房間。或是要求他們送你禮物。

你值得饒過自己一馬。

感謝

大家都認為醫療讓你活下來，但是我很有把握，是書寫和人們讓我活了下來。

對我而言，我的家人和朋友重新創造了世界。謝謝我的家人放下一切，為我祈禱、烹飪、照顧我、和我的孩子玩耍。謝謝我的好朋友們，飛到北卡洛蘭納州來看我，假裝她們反正本來就要來嘛，沒什麼大不了的。

謝謝杜克神學院可愛的衛理公會信徒。你們一直陪伴著我。

我永遠忘不了亞特蘭大的超級英雄們，在他們認識我之前，就志願招待我，為我煮飯，帶我去每週的門診。你們以及我的醫療團隊，把我照顧得好好的。

葛雷格（Greg）和蘇珊・強生（Susan Jones），威爾（Will）和派希・威利曼

（Patsy Willimon），以及格蘭特（Grant）和凱西．衛科（Kathy Wacker），你們可能不會承認，但是你們的努力拯救了我的性命。如果你們需要我的內臟，就送你們了。

我和永遠與我同在的癌症綁在一起，我並不確定我有力氣寫完這本書，也不確定我能夠寫得清楚。但是有幾位特別人士讓我看到未來。瑪格麗特．芬柏格（Margaret Feinberg）和潔西卡．里奇（Jessica Richie）坐在我家客廳地板上，做著我自己無法想像的夢想。勞倫．威諾（Lauren Winner）和潔西卡．高斗（Jessica Goudeau）以及明尼蘇達州科列吉維學院（Collegeville Institute）的眾人給予我勇氣和書寫結構，免得我只會坐在電腦前面哭泣。我的經紀人左伊．帕格納曼塔（Zoe Pagnamenta）和我的責任編輯希拉蕊．瑞德蒙（Hilary Redmon）知道要保留什麼，要丟掉什麼。我很幸運，因為他們以及藍燈書屋出版社裡的眾人，使我表現得更好。

最後，我親愛的托班（Toban），謝謝你。你在我的每一個回憶中。如果我能的話，我願意和你永遠在一起。

綠蠹魚 YLH27

你是我一生的願望

作　　者 —— Kate Bowler 凱特・鮑樂
譯　　者 —— 丁凡
副總編輯 —— 陳莉苓
特約編輯 —— 周琳霓
封面設計 —— 江儀玲
行　　銷 —— 陳苑如

發 行 人 —— 王榮文
出版發行 —— 遠流出版事業股份有限公司
100 臺北市南昌路二段 81 號 6 樓
郵政劃撥／0189456-1
電話／02-2392-6899
傳真／02-2392-6658
著作權顧問 —— 蕭雄淋律師

2019 年 2 月 1 日 初版一刷
售價新台幣 —— 300 元

（缺頁或破損的書，請寄回更換）

Printed in Taiwan

遠流博識網
http://www.ylib.com　　e-mail:ylib@ylib.com

國家圖書館出版品預行編目（CIP）資料

你是我一生的願望 / 凱特.鮑樂(Kate Bowler)著； -- 初版.丁凡譯.
-- 臺北市：遠流，2019.02
面； 公分
譯自：Everything Happens for a Reason，and other lies I've loved

ISBN 978-957-32-8443-7（平裝）

1. 大腸癌 2. 病人 3. 通俗作品

415.569 107023553

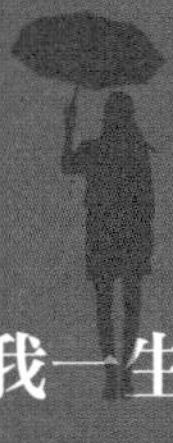

你是我一生的願望

Everything Happens *for* a Reason

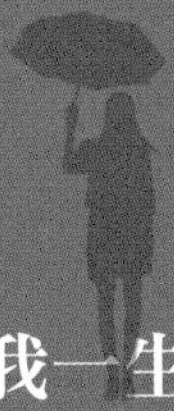

你是我一生的願望

Everything Happens *for* a Reason